갱년기 가이드북

심현진 · 고영림 · 권주희 · 김송주 · 김정호 · 김하늘 · 박진영 · 이다은
임선아 · 정유진 · 조민영 · 천라미 · 최형재 · 현수열 약사 지음

도서출판 행복에너지

시작하며

이 글을 읽는 독자분들은 어떤 계절을 가장 좋아하시나요? 저는 푸르른 여름도 좋지만 신선한 가을 또 눈이 펑펑 내리는 겨울의 푸근함도 참 좋습니다. 여성은 40대에서 50대에 완경(폐경)을 경험합니다. 완경은 생리주기를 완성했음을 의미합니다. 완경을 경험한 여성은 여성으로서의 삶이 끝났다는 막연한 불안감과 함께 예전과 다른 체력으로 좌절하는 경우가 많습니다. 하지만 여성의 삶에 있어 완경은 아름다운 가을입니다.

갱년기라는 시기는 누구나 경험하는 인생의 순간입니다. 갱년기라는 인생의 단계에서 한 명의 여성이 경험하는 불편한 증상은 평균 30개라고 합니다. 모두가 저마다의 해결책을 가지고 극복해 나갑니다. 그에 있어 병원도 약국도 한의원도 방법이 될 수 있겠지요. 그 과정에서 약국이라는 공간이 갱년기 여성에게 문턱 낮은 쉼터가 되어 주기를 간절히 바라는 마음에서 이 책을 제작했습니다.

본 가이드북은 갱년기 여성에게 약사가 제시해 줄 수 있는 해결책에 집중하며 갱년기 증상의 설명과 사례, 생활요법, 약의 효능과 주의점에 더하여 제작에 참가한 총 14인의 개별 약사의 프로필도 각 챕터에 삽입하였습니다.

갱년기는 폐경을 준비하고 새로운 삶의 전략을 세우는 또 다른 도약의 계기가 될 수 있습니다. 갱년기 시기에 이 책으로 인하여 한결 몸의 불편함을 덜고 마음 또한 가벼워지는 행복한 시너지 효과가 일어나기를 기원합니다. 본 책자를 통해 몸에 대한 이해를 높이고 개별 약사님들의 매력을 마음껏 느껴보시길 바랍니다. 감사합니다.

약국 브랜딩 연구소

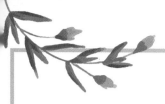

CONTENTS

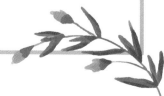

나만의 주치약사
꼭 한 번 만들어보세요

유튜브: 진심약사TV

건강이 참 중요한 요즘입니다.

가장 문턱 낮은 약국에서 나만의 주치약사를 만들어보시길 강력
추천드립니다.

건강과 행운이 깃드는 삶을 응원합니다.

진심약사 심현진

갱년기를 잘 극복하는 사람들의 비밀

바야흐로 백세시대다. 백세시대의 절반인 50세에 남성과 여성 모두 갱년기라는 인생의 변화를 겪게 된다. 여성의 경우 갑자기 열감이 들면서 얼굴이 확 달아올라서 당황스러운 상황을 겪는다. 때로는 자고 일어났더니 침대시트가 땀으로 젖어서 불쾌하기도 하다. 아침인데 손이 퉁퉁 붓는 등 이전에 없던 신체적 변화에 두려워하는 경우가 많다.

남성의 경우는 저녁식사 후 곧바로 잠이 쏟아져서 잠들기도 하고, 낮 시간에 의욕도 예전같지 않다. 아무 이유없이 갑자기 화가 나기도 하고 가끔 슬픔에 잠기기도 한다.

해당 증상은 필자가 약국에 근무하며 만난 고객이 직접 경험한 증상이다. "나도 내가 왜 이러는지 모르겠어.. 혹시 갱년기인가?" 남성 고객의 경우 갱년기 이전에는 짧은 운동만으로도 근육이 붙었는데 요즘은 그렇지 않다며 이전보다 과도한 운동을 하기도 한다. 그러다가 간혹 다치기도 한다. 이렇듯 누구나 자신이 새로 겪는 변화에 대해서는 두려움과 당혹감이 교차할 수밖에 없다.

갱년기는 인생의 후반부가 아닌 인생의 정중앙에 찾아온다. 이는 당신이 갱년기를 기점으로 인생의 후반전을 새롭게 시작해야한다는 것을 뜻한다. 당신은 어떤 계절을 좋아하는가? 당신의 계절 중 봄, 여름도 아름답지만 가을, 겨울 역시 아름답다는 것을 아는가. 곡식이 풍요롭고 청량한 가을 하늘을 상상해보라. 당신은 자유로우며 풍족하며 여유로운 여정의 시작점에 서 있다.

갱년기라고 의기소침해있고, 이후에 저무는 내 삶을 어떻게 마감할지 고민하고 있는가? 여성의 갱년기 이전의 삶은

약국 브랜딩 연구소

아이를 낳기 위한 생식에 초점이 맞추어졌을 뿐이다. 갱년기를 맞이한 뒤에는 여성으로서의 삶을 종결하고 온전히 한 명의 사람으로서 삶을 온전히 즐길 수 있는 기간이 온다.

따라서 본 도서에서는 폐경기라는 단어보다는 완경기라는 단어를 사용하고자 한다. 폐경기라는 단어가 월경이 폐지되었다는 의미라면, 완경기라는 단어는 멋지게 월경을 완성했다는 의미가 된다. 새롭게 시작하는 당신의 삶을 응원하며 이번 <갱년기 가이드북>에서는 어떻게 하면 당신의 삶을 더욱 더 멋지게 시작할 수 있는가 약사로서 줄 수 있는 건강 조언을 제공하고자 한다.

14명의 약사가 모여서 갱년기가이드북을 완성한 이유

아기가 발을 떼고 제대로 걷기까지 넘어지는 횟수는 무려 3000번이라고 한다. 그래도 끝끝내 우리들은 멋지게 걷고 또 달리고 있지 않은가? 몸이 전해오는 다양한 변화에 의기소침해있는가?

갱년기, 완경기를 사람들이 대하는 태도는 무겁다. 여성의 생리주기에서 완경기 이후의 삶은 개인에게 맡겨져 있는듯 하여 안타깝다. 공개적으로 완경기를 다루는 곳이 많지 않다.

인터넷에서 폐경기(완경기), 갱년기를 검색하면 대처방안이 많지 않다. 잘못된 정보도 많고 정보가 질문으로 시작하여 질문으로 끝나는 경우가 많다. 무엇보다 속상한 점은 생리한 나를 위해, 임신한 나를 위해 준비하지만 갱년기를 맞이할 나를 위한 준비가 되어있는 경우는 거의 없다는 것이다. 대부분이 자신의 갱년기 사실을 인정하고자 하지 않기에 자신의 몸의 변화에 더욱 더 무지해진다. 생리를 완주한 수고한 멋진 나의 몸을 위해서 그리고 새로운 변화를 긍정적으로 맞이하기 위해서는 내 몸에 대한 정확한 이해가 필요하다. 갱년기에 어떤 변화가 오는지 알아야 슬기롭게 극복할 수 있기 때문이다. 절반 이상 남은 나의 몸을 위한 멋진 여정에 본 도서가 올바른 이정표가 되어주길 진심으로 기원하는 바이다.

50세 A씨(여)는 건강검진에서 골다공증을 대비해야 한다는 소리를 처음 들었다고 한다. 그 말을 기점으로 자고 일어났더니 손가락 마디의 뻐근함을 느꼈고 갑자기 생리주기에 맞춰서 없던 생리통이 생기기도 했다. 가끔 어지러움과 눈 떨림을 호소했다. 잠을 2시간 간격으로 깨고 얼굴에는 서서히 없던 열감이 생긴다고 한다. 전형적인 갱년기 증상이다. 하지만 이에 대해서 어떤 준비를 하고 있는지 상담하기에는 좀 더 본격적인 대화가 필요한 상황이다.

25세 B씨(여)는 본인의 어머니가 갱년기 증상을 호소하여 마음이 아프다고 전해왔다. 갱년기 체크리스트를 보니 학창시절 본인을 위해 물심양면 애써준 어머니 생각이 많이 났다고 한다. 58세 C씨(남)는 아내의 갱년기 증상을 덜어주기 위해 더욱 열심히 건강공부를 해야겠다는 생각이 들었다고 한다.

본 도서의 저자 14인은 이처럼 개인의 건강에 도움을 줄 방법은 물론 가족의 건강까지도 해결해줄 방법을 연구했다. 건강에 관하여 도움이 필요한 사람들을 위해 열심히 연구해야겠다는 생각, 또 어떻게 하면 그들에게 직접적으로 도움을 줄 수 있을지 구체적인 방안을 고안하고 있다.

갱년기 잘 관리되고 있는가?

갱년기에 나타나는 증상이 몇 가지라고 생각하는가? 연구에 따르면 적어도 30개가 넘은 갱년기 증상이 존재한다. 사람에 따라 경험하는 증상은 모두 다르다. 이는 나에게 나타나는 증상이 다른 사람에게는 나타나지 않을 수 있다는 의미이기도 하다. 반대로 다른 사람이 호소하는 증상이 나에게는 적용되지 않을 수 있다. 즉 맞춤 해결책이 꼭 필요하다. 이 글을 읽는 당신은 다음의 체크리스트 중 어떤 것에 해당하는가?

- 여성 갱년기 체크리스트 -

증상정도	없다	약간	보통	심함
얼굴이 화끈하게 달아오른다	0	4	8	12
땀이 나서 시트가 젖는다	0	2	4	6
밤에 불면으로 힘들다	0	2	4	6

약국 브랜딩 연구소

화가나고 신경이 예민하다	0	2	4	6
우울감으로 힘들다	0	1	2	3
어지럽고 현기증이난다	0	1	2	3
피곤하며 의욕이 안생긴다	0	1	2	3
관절과 근육이 쑤신다	0	1	2	3
머리가 자주 아프다	0	1	2	3
가슴이 두근거린다	0	1	2	3
질이 건조하다.	0	1	2	3

10점 미만: 갱년기가 잘 관리되고 있다.

10점-24점: 본 책자를 읽고 갱년기 관리를 시작해보자.

25점 이상: 병의원에 방문하여 전문적인 진단을 받아보자.

약국 브랜딩 연구소

- 남성 갱년기 체크리스트 -

질문	없다	약간	보통	심함	아주심함
성욕과 발기력이 감소하였는가?	0	2	4	6	8
평소에 심한 스트레스가 있다	0	1	2	3	4
우울감과 슬픈 생각이 들어 눈물이 나는가?	0	1	2	3	4
화가 나고 일상생활에서 자꾸 짜증이 나는가?	0	1	2	3	4
미래에 대하여 불안한 감정이 들어서 평소에 긴장되어 있는가?	0	1	2	3	4
기억력이 예전같지 않고 집중하기 어려운가?	0	1	2	3	4
손과 얼굴과 피부에 전반적으로 건조감이 심해졌는가?	0	1	2	3	4

약국 브랜딩 연구소

본인이 느끼는 본인의 나이는 어디에 속하는가?	30대 감정 (0점)	40대 감정 (1점)	50대 감정 (2점)	60대 감정 (3점)	70대 감정 (4점)
운동을 하고싶은 마음이 들지 않고 전혀 하지 않는다.	0	1	2	3	4
뒷골이 뻐근하거나 관절이 심하게 굳어가는가?	0	1	2	3	4
혈압과 고지혈증 등 심혈관 질환이 있는가?	0	1	2	3	4
술과 담배를 자주 하는가?	0	1	2	3	4
피로감을 많이 느끼며 에너지가 줄어들었는가?	0	1	2	3	4

10점 미만: 갱년기가 잘 관리되고 있습니다.

10점-29점: 미리미리 갱년기 증상을 관리해보자

30점 이상: 병의원에 방문하여 전문적인 진단을 받아보자

약국 브랜딩 연구소

갱년기 증상 이렇게 관리해보자

1. 갱년기 증상이 전반적으로 발생한다면?

갱년기 증상의 원인은 여성호르몬(에스트로겐)의 분비 감소로 알려져 있다. 따라서 체내에서 여성호르몬과 비슷하게 작용할 수 있는 식물성 에스트로겐 중 이소플라본이 효과가 있다. 이소플라본에는 다이드제인, 제니스테인, 리그난 같은 성분들이 있다.

이소플라본은 에스트로겐과 유사한 구조를 가진다. 경쟁적으로 에스트로겐 수용체와 결합하여 에스트로겐이 많은 곳에서는 에스트로겐의 과잉을 막고, 부족한 곳에서는 에스트로겐과 비슷한 작용을 해서 갱년기 증상을 줄여준다.

2. 잠도 안 오고 감정기복이 심해졌다면?

마그네슘과 칼슘 복합체와 레시틴을 복용한다. 기본적으로 이소플라본을 복용하며 마그네슘과 칼슘과 레시틴을 추가하면 감정도 안정되며 수면에 도움이 된다. 더 자세한 내용은 본 도서의 불면증 부분을 참고하면 더욱 좋다.

3. 질염과 방광염, 질건조가 심하다면?

여성 유산균을 보충하면 도움이 된다. 여성 유산균은 여성의 질 건강에 도움이 되는 균과 크랜베리 추출물이 함께 들

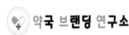

어간다. 질건조를 줄여주고 질건강에 해가 되는 균을 막아주기 때문에 여성 유산균을 복용해보자.

Q. 일반유산균을 먹고 있는데 어떻게 할까요?

일반유산균 또한 도움이 될 수 있다. 질염과 방광염 증상이 심하다면 일반유산균을 여성 유산균으로 바꾸거나 아니면 일반 유산균과 여성유산균을 동시에 복용해도 도움이 된다. 자세한 내용은 본 도서의 질건조 파트를 참고하면 좋다.

이렇게 몇 가지 예시에 대한 맞춤 영양제 추천을 진행해보았다. 이제는 정말 나에게 필요한 관리는 무엇이 있을지 각 증상에 따라 더욱 심도깊은 내용을 제공하고자 한다. 인생 후반전을 위한 여정을 떠나는 당신을 진심으로 응원한다.

약국 브랜딩 연구소

갱년기
일반약

권주희 약사

약국브랜딩연구소

 약국 브랜딩 연구소

따뜻하고 편안하게 다가가는 약사를 꿈꾸며

포근약사 권주희

유튜브: 포근약사TV

블로그: 포근약사

가장 포근한 약국 개국 예정

처음 겪는 갱년기가 낯설고 힘들진 않으신가요?

이제는 가족보다 나 자신에게 집중할 시간입니다.

당신의 갱년기가 하루하루 좋아지도록 이 책의 약사들이 돕겠습니다.

갱년기 일반의약품 <small>(→ 안전성과 유효성이 입증되어 약국에서 판매하는 의약품)</small>

이소플라본 (레드클로버)

훼미그린, 클로미딘, 에스클로버, 프로멘실

서양승마 + St. John's worts

훼라민큐, 에스미정, 지노플러스, 진플러스, 세라민큐, 프라민큐

서양승마 단일성분

시미도나, 레미페민, 클리마디논

St. John's worts 단일성분

마인트롤, 노이로민

 갱년기 증상 완화 효과를 보기 위해서는 <u>최소 6주 이상</u> 복용을 권장한다.
체내에 어느 정도 유효성분의 농도가 필요하기 때문이다.

약국 브랜딩 연구소

이소플라본 (→ 여성호르몬인 에스트로겐과 비슷한 기능을 담당하는 콩단백질)

효능

- 호르몬 대체요법이 금기인 여성의 갱년기 증상 완화에 이소플라본이 적합하다.

- 식물성 에스트로겐으로서 레드클로버와 대두에 많이 포함되어있다.

- 에스트로겐과 구조적 혹은 기능적으로 유사성을 보이며, 에스트로겐이 많을 때는 줄여주고, 적을 때는 늘려주는 조절을 한다.

- 폐경 증상을 완화시키면서 호르몬 치료 시 나타날 수 있는 위험성이 적다.

주의

- 호르몬제와의 병용은 에스트로겐 수용체의 경쟁적 억제 작용으로 인해 잠재적 위험이 발생할 수 있다. 병용해서는 안된다.

- H2RA 또는 PPI (위산분비억제제)와 병용 시 식물성 에스트로겐 작용이 감소된다.

- 레드클로버에는 이소플라본이 대두에 비해 2배 이상 함유되어 있어서 유방암, 난소암, 자궁암, 자궁내막증 환자에게는 금기이다.

약국 브랜딩 연구소

서양 승마 (→ 서양에서 오래전부터 연구되어 갱년기 개선에 효과가 있는 식물)

효능

- 지금까지 알려진 상호작용은 없어서 다른 약물을 복용하고 있는 환자에게 적합하다.

- 부작용이 거의 없으며 홍조, 발한, 수면장애, 신경과민증, 우울증, 질 위축에 효과적이다.

- 호르몬 효과보다는 중추신경활성 작용과 도파민 및 세로토닌 수용체에 작용한다.

- 유방암이나 자궁암의 발생 우려가 적고, 생리 유발 현상이 나타나지 않는다.

- 유방암 기왕력이 있는 환자에게도 적용 가능한 갱년기 치료제이다.

주의

- 드물지만 약물 사용 중 간손상이 보고된 바 있다.
  피로, 식욕부진, 황달, 구역, 구토 등의 증상이 나타나 간질환이 의심될 땐 복용을 중단한다.

약국 브랜딩 연구소

St. John's worts (→ 2000년 전부터 심리적 증상과 수면장애 개선에 사용되어 온 허브)

효능

- 식물성 호르몬으로 작용하지는 않는다.

- 신경전달물질인 세로토닌, 도파민, 노르아드레날린의 재흡수를 막고 대사를 억제해 농도를 높이는 효과가 있다.

- 갱년기에 동반되는 우울증, 불안증 등의 심리적 증상을 개선하는 효과가 있다.

- 멜라토닌 함유량이 높아서, 임상연구에 따르면 4주 복용 후 수면장애 개선효과가 확인되었다.

주의

- 광독성이 있으므로 이 약을 복용하는 1~2주 동안은 자외선 차단제를 사용하여 피부를 보호해야 한다.

- 여러 약물과 상호작용을 일으킨다. (와파린, 면역억제제, 디고신, 편두통약 등)

- Amlodipine, Atorvastatin, PPI의 약효를 감소시키고, Clopidogrel의 약효를 증가시킨다.

- SSRI 나 TCA계열 약물, Tramadol을 병용하는 경우 세로토닌 level을 증가시킬 수 있으므로 주의한다.

약국 브랜딩 연구소

경옥고 (→ 동의보감에 소개된 무병장수를 위한 한약의 일종이다.)

효능

- 성분 : 인삼, 꿀, 복령, 생지황

- 인삼의 진세노사이드는 스테롤 구조를 갖는 물질로 에스트로겐 수용체에도 작용하기에 갱년기 건기식 원료로도 인기가 많다.

- 지황이 혈관 관련증상을 개선시킨다.

- 복령은 심신을 안정시키는데 역할을 해서 갱년기장애에 좋은 대안이 된다.

- 동물 실험 연구를 통해 갱년기에 발생하는 우울감, 인지기능감퇴 등에 개선효과가 있음이 확인되었다.

주의

- 녹두처럼 성질이 찬 음식과 소화기능을 저하시키는 기름지거나 자극적인 음식을 주의한다.

- 술·담배·커피는 위장기능을 떨어뜨려서 약의 효능을 경감시킬 우려가 있으므로 주의한다.

- 고혈압 등 심혈관 질환이나 당뇨병 등 대사질환이 있으면 주기적으로 혈압·혈당을 확인해서 영향을 미치고 있는지 확인하는 것이 바람직하다.

약국 브랜딩 연구소

참고문헌

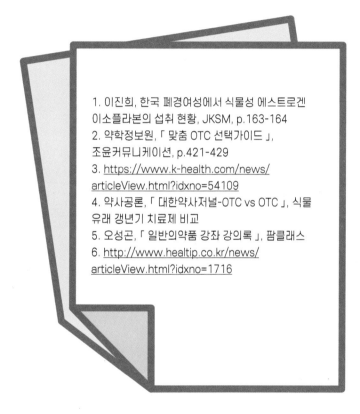

1. 이진희, 한국 폐경여성에서 식물성 에스트로겐 이소플라본의 섭취 현황, JKSM, p.163-164
2. 약학정보원, 「 맞춤 OTC 선택가이드 」, 조윤커뮤니케이션, p.421-429
3. https://www.k-health.com/news/articleView.html?idxno=54109
4. 약사공론, 「 대한약사저널-OTC vs OTC 」, 식물 유래 갱년기 치료제 비교
5. 오성곤, 「 일반의약품 강좌 강의록 」, 팜클래스
6. http://www.healtip.co.kr/news/articleView.html?idxno=1716

약국 브랜딩 연구소

갱년기
혈관운동증상

천라미 약사

약국브랜딩연구소

 약국 브랜딩 연구소

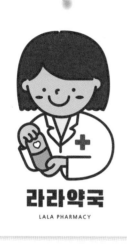

라라약사 천라미

수원 라라약국 대표약사
우리 동네 건강주치약사

블로그: 라라약사의 약 이야기

갱년기와 함께 열감, 두근거림, 발한 증상이 시작된다고 너무 걱정하지 마세요. 이는 그동안 고생했으니 잠시 쉬어가라는 몸과 마음의 신호입니다.

갱년기의 시작을 약사들이 함께하니 궁금한 것은 언제든지 가까운 약국에 물어보세요!

혈관운동증상 통계

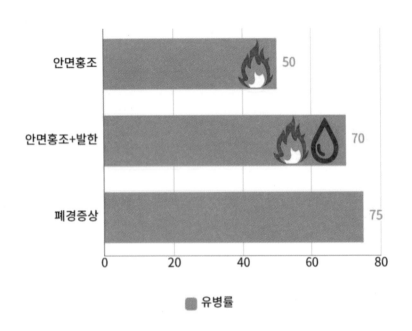

- 45~55세 여성 중
  75%가 폐경증상 호소

- 한국여성의 경우,
  45세 미만은
  안면홍조만 50%

- 45~60세 여성은
  안면홍조 + 발한을 함께
  경험하는 경우가 70%

 약국 브랜딩 연구소

혈관운동증상 정의

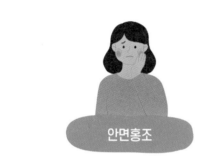

안면홍조

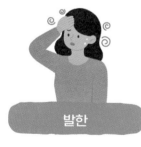

발한

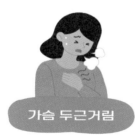

가슴 두근거림

- 혈관운동증상은 얼굴과 상체에서 갑자기 열감이 생겨서 전신으로 이동하는 경우가 흔합니다.

- 평균 2~4분 정도 지속됩니다. 발한이나 두근거림, 떨림이나 불안을 동반할 수 있습니다.

- 야간 발한의 경우 수면장애와도 연결됩니다.

약국 브랜딩 연구소

혈관운동증상 사례

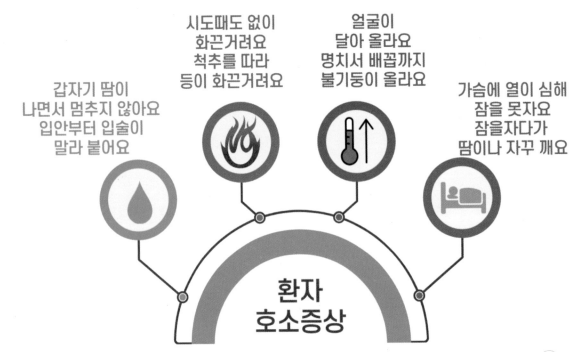

갑자기 땀이
나면서 멈추지 않아요
입안부터 입술이
말라 붙어요

시도때도 없이
화끈거려요
척추를 따라
등이 화끈거려요

얼굴이
달아 올라요
명치서 배꼽까지
불기둥이 올라요

가슴에 열이 심해
잠을 못자요
잠을자다가
땀이나 자꾸 깨요

환자
호소증상

약국 브랜딩 연구소

혈관운동증상 원인

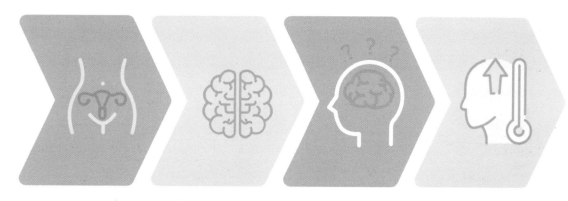

난소기능 저하	뇌하수체 FSH분비	뇌하수체 혼란	호르몬중추 혼란
나이가 들면서 난소기능감소로 에스트로겐 분비감소	에스트로겐 분비를 위해 난포자극 호르몬(FSH) 분비	강한 FSH분비에도 에스트로겐 농도가 낮아 뇌의 혼란상태	자율신경에 영향을 미쳐 자율신경 실조현상 발생

약국 브랜딩 연구소

혈관운동증상 구분

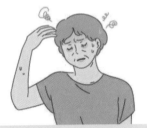

갱년기 안면홍조

일시적인고 반복적 증상
발한, 두근거림을 동반

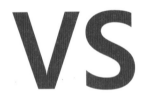

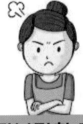

피부질환 홍조

수분에서 수시간 지속
발한 동반하는 경우 드묾

- 갱년기가 원인이 아닌 안면홍조가 일어날 수 있는 경우는?

  - 약제 유발로 인한 경우인지 확인합니다. (CCB, 니코틴산, 타목시펜, 랄록시펜 등)

  - 음주, 맵거나 뜨거운 음식을 먹으면 일어나는 증상인지 확인합니다.

  - 특정 질병(유암종, 주사)이 있는지 확인합니다.

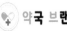 약국 브랜딩 연구소

혈관운동증상 치료

① 여성호르몬 치료
여성호르몬 감소로 인한 증상
이므로 여성호르몬제의 사용이
가장 효과적인 방법

식물성 에스트로겐
② 여성호르몬제의 사용이
어렵다면 식물성 에스트
로겐을 사용

일반의약품 ③

**건강기능
식품**
④

(1) 여성호르몬 치료

- 혈관운동증상이 있고 금기사항이 없다면 호르몬치료가 권장됩니다.

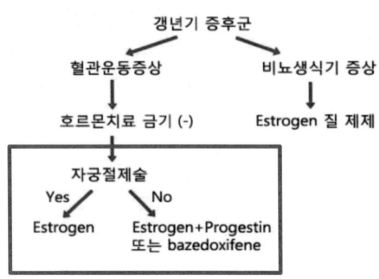

※ 약물치료학 part2 폐경과 호르몬치료 P.867

약국 브랜딩 연구소

(1) 여성호르몬 치료

- 환자의 병력, 상황에 맞추어 알맞은 여성호르몬제를 선택합니다

- 에스트로겐 단독제제 : 프로기노바

- 에스트로겐 + 프로게스테론 복합제제

  - 주기적 순환요법 : 출혈이 있는 호르몬제(페모스톤, 크리멘, 디비나 등)
  - 연속적 병용요법 : 출혈이 없는 호르몬제(페모스톤콘티, 안젤릭, 크리안 등)

- 에스트로겐 프로게스테론이 없는 제제 : 리비알

※ 자세한 내용은 호르몬대체요법편을 참고해 주세요 → P. 181

약국 브랜딩 연구소

(2) 식물성 여성호르몬

■ 식물성 에스트로겐이란?

- 식물에서 유래하는 천연화합물로서 에스트로겐과 구조적 혹은 기능적으로 유사성을 보입니다

- 에스트로겐 agonist 와 antagonist로 작용해 선택적 에스트로겐 수용체 조절제 역할을 합니다.

■ 주의사항

- 여성호르몬제 사용이 어려운 경우 식물성 여성호르몬을 사용할 수 있습니다.

- 식물성 에스트로겐은 호르몬 대체요법과 병용하는 것은 권장하지 않습니다.

- 병용시 호르몬제의 약효에 영양을 줄 수 있고 대사를 유도해 약효를 떨어뜨릴 수 있습니다

약국 브랜딩 연구소

(2) 식물성 여성호르몬

▪ 화학구조에 따라 아래의 4종류로 구분합니다.

테르페노이드류
승마
감초

페놀류(플라노이드)
이소플라본(대두, 적클로버)
리그난(아마인, 블루베리)
쿠메스탄(해바라기씨)

사포닌류
홍삼 등

스테로이드류
석류 대추야자 등

※ 자세한 내용은
갱년기 일반약을
참고해 주세요

- 33 -

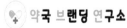

(2) 식물성 여성호르몬

▪ 대표적 일반의약품은 아래와 같으며 이외 다양한 제제가 있습니다.

	훼라민큐	마인트롤	훼미그린	레미페민
사진				
제조원	동국제약	동국제약	녹십자	아주약품
성분	서양승마추출액 세인트존스워트 건조엑스 84mg	세인트존스워트 건조엑스 300mg	레드클로버 건조엑스 133mg	승마건조엑스 2.5mg
복용법	1회1정 1일2회	1회1정 1일3회	1회1~2정 1일1회	1회1정 1일2회
주의 사항	항바이러스제, 항응고제, 면역억제제 등과 병용주의	항바이러스제, 항응고제, 면역억제제 등과 병용주의	호르몬 의존성 종양환자 복용금지 H2저해제, PPI 병용 시 효과감소	간질환 환자는 복용주의 에스트로겐 복용시 상호작용 존재

약국 브랜딩 연구소

(3) 건강기능식품

▪ 오메가3, 달맞이꽃종자유, 피크노제놀, 비타민E 등이 있습니다.

	오메가3	달맞이꽃종자유	피크노제놀	비타민E
성분	EPA DHA	감마리놀렌산	프로시아니딘	비타민 E
1일 권장량	1000~2000mg	160~300mg	100mg	12mg
주의 사항	위장장애 주의 항응고제, 항혈소판제 병용 시 주의	위장장애 주의 항응고제, 항혈소판제와 병용주의	속쓰림 알레르기 반응 출혈관련 질환자 섭취주의	과다복용시 메스꺼움, 두통발생 항응고제, 항혈소판제와 병용주의

약국 브랜딩 연구소

혈관운동증상 생활요법

- 실내외 온도차가 크지 않도록 실내를 서늘하게 유지합니다.

- 얇은 옷을 겹쳐입고, 덥거나 추울때 적절히 조절합니다.

- 옷이나 침대보를 통풍이 잘되는 천연직물을 사용합니다.

- 사우나와 찜질방에 가지 않습니다.

- 안면홍조가 시작되면 심호흡을 (1분에 6-8회정도)합니다.

- 차가운 물이나 음료를 마십니다.

- 족욕을 하면서 열을 아래쪽으로 내려줍니다.

참고문헌

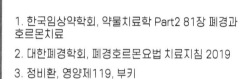

1. 한국임상약학회, 약물치료학 Part2 81장 폐경과 호르몬치료
2. 대한폐경학회, 폐경호르몬요법 치료지침 2019
3. 정비환, 영양제119, 부키
4. 대한영양제처방학회, 영양제처방가이드, 엠디월드
5. 구로즈미사오리, 친절한 여성 호르몬 교과서, 북라이프
6. 크리스티안 노스럽, 여성의 몸 여성의 지혜, 한문화
7. 김성철, 여성갱년기와 식물성 에스트로겐요법, 약학정보원

약국 브랜딩 연구소

갱년기
방광염

임선아 약사

약국브랜딩연구소

 약국 브랜딩 연구소

Share your gifts!

별엄마수약사 임선아

블로그: 별엄마수약사의 건강상담소

별엄마수약사

갱년기는 어머니가 먼저 겪으셨고, 이제 곧 제가 마주하게 될 인생의 한 시기입니다.

갱년기 증상 중 하나인 방광염에 대해 약사와 여성으로서의 입장에서 다루었습니다.

방광염은 '방광에 걸리는 감기'라고도 불리는 흔하고 재발이 쉬운 질환입니다. 미리 알고 대비하여 불편함을 감소시키고 더 활기차고 즐거운 갱년기를 만들어 가시기 바랍니다.

방광염이란?

☑ 요로계(신장, 요관, 방광)에 세균이 침투하여 방광내에 염증이 발생하는 질환이다.

☑ 급성방광염이 제대로 치료되지 않으면 만성방광염 (재발성방광염)이 될 수 있다. 만성방광염은 통상적으로 1년에 3회이상 재발하는 경우, 완치되지 않은 방광염을 의미한다

☑ 급성방광염은 흔히 '오줌소태'라 부르는 급작스러운 배뇨 불편감 증상이 나타나고 20~40대 여성에게 많이 발생한다.

☑ 방광염의 주요원인은 세균감염이고 가장흔한 원인균(80%이상)은 E.Coli(대장균)이다.

☑ 요도에서 방광염으로의 상행성 감염이 대부분이다.

☑ 주요 증상으로는 빈뇨, 요절박, 배뇨시 통증, 방광 자극 증상 등이 있다.

방광염이란?

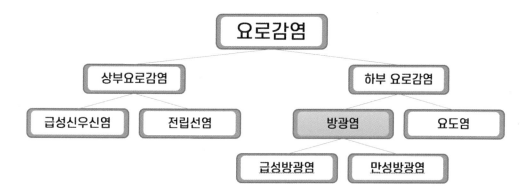

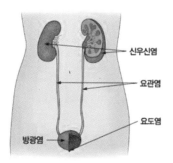

【요로감염의 부위】

여성과 방광염

☑ 여성은 남성에 비해 해부학적으로 요도가 짧고 질과 가까이에 위치하고 있어 세균감염의 위험성이 높아 방광염 발생 확률이 높다.

☑ 특히, 임신한 경우와 폐경기 이후 여성에게 더 쉽게 발생할 수 있고 성생활도 요인이 될 수 있다.

남성 << 여성 (15배!!)

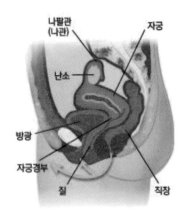

출처: http://www.somoonnan.net/70

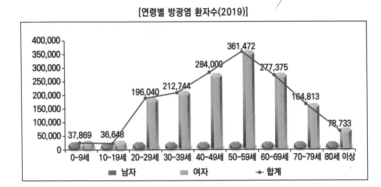

[연령별 방광염 환자수(2019)]

(단위: 명)

구분	0~9세	10~19세	20~29세	30~39세	40~49세	50~59세	60~69세	70~79세	80세 이상
합계	37,869	36,648	196,040	212,744	284,000	361,472	277,375	164,813	78,733
남자	14,277	7,057	10,388	11,880	12,227	13,318	14,137	12,233	7,125
여자	23,592	29,591	185,652	200,864	271,773	348,154	263,238	152,580	71,608

출처: 심평원, 알고싶은 생활정보 (2020)

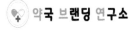

약국 브랜딩 연구소

갱년기와 방광염

원인

☑ 여성호르몬인 에스트로겐 감소와 함께 질의 환경이 달라지고 방어력이 낮아져 대장균(방광염의 주요 원인균)이 증가하고 방광염 발생빈도가 높아진다.

☑ 갱년기 증상인 불면, 체력저하, 과도한 스트레스 등으로 면역력이 낮아져 방광염 빈도가 증가한다.

약물치료

☑ 일반적인 방광염 치료 동일하다.

☑ 다만, 폐경으로 인한 방광염의 경우 여성의 질내에 에스트로겐을 도포해볼 수 있으며 이는 재발성 요로감염의 예방에 효과적이고 안전하다.

약국 브랜딩 연구소

약물치료

항생제	항생제 외 Rx
nitrofurantoin cipro/levofloxacin fosfomycin 등	국소적 에스트로겐 투여 유로박솜

의사의 처방이 필요한 전문의약품

한약제제	소염진통제
용담사간탕 저령탕	진경제

처방전 없이 약사 상담 후
복용가능한 일반의약품

약국 브랜딩 연구소

약물치료(1)-항생제

☑ 단순방광염 환자에서는 요배양 결과 확인 전에 임상 증상이나 요검사를 근거로 경험적 항생제를 투여한다.

☑ 세균뇨가 지속되는 재발성 방광염에 대한 검사결과에 따라 효과적인 항생제를 7-14일간 투여 후 요배양 검사 반복한다.

☑ 국내에서는Trimethoprim-sulfamethoxazole(TMP/SMX), 세팔로스포린계 (cefpodoxim/cefixim/cefaclor 등) 항생제는 내성문제 등의 이유로 항균제 검사결과 확인 후 사용한다.

성분	단순방광염에서의 용법용량
nitrofurantoin	1회 100mg, 하루2회, 7일
cipro/levofloxacin	1회 250/500mg, 하루2회, 3일
fosfomycin	3g, 1회요법

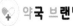

약국 브랜딩 연구소

약물치료(2)-항생제 외 전문의약품

국소적 에스트로겐 사용

☑ 폐경으로 인한 방광염의 경우 질내에 에스트로겐을 도포해볼 수 있으며 이는 재발성 요로감염의 예방에 효과적이고 안전하다.

(이 가이드북의 호르몬요법에서 따로 다룸.)

유로박솜

☑ 비항균적 면역증강요법의 요로감염 치료제이다.

☑ 1일 1회, 공복에, 약 3개월 복용 시 복용 중단 후 3개월까지 면역이 증강된 상태를 유지한다.

☑ 2018 유럽비뇨기과학회 발표에 따르면 재발성 요로감염 치료 시 면역학적 예방요법으로 매우 효과적이다.

☑ 국내 의약품 허가사항에 따라 재발성 또는 만성요로감염에는 보험이 적용되나 급성 방광염에 처방 시 보험적용은 되지 않는다.

약국 브랜딩 연구소

약물치료(3)-한약제제

☑ 약사와의 상담을 통해 환자의 증상에 적합한 약을 복용할 수 있다.

	용담사간탕	저령탕
처방	용담초, 시호, 택사 각 4g 목통, 차전자, 적복령, 생지황, 당귀, 치자, 황금, 감초 각 2g	저령, 복령, 택사, 아교, 활석 각 6g
증상해설	인체하부에 습과 열이 정체되어 배뇨통, 잔뇨감, 대하 등이 나타나는 증상	음의 공급 부족과 수습의 정체와 열로 인하여 배뇨곤란, 배뇨통, 잔뇨감이 나타나는 증상
작용	간과 비뇨생식기의 열과 염증을 없애고 소변을 잘 나가게 한다.	진액을 보충하여 열을 내리고 정체된 수분을 배출시켜 오로에 대한 자극을 완하한다.

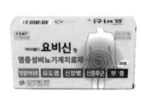
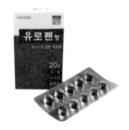
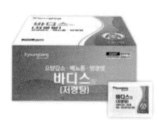
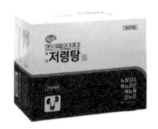

약국 브랜딩 연구소

약물치료(4)-소염진통제/진경제

 일반적인 소염진통제/진경제를 사용한다.

 약사와의 상담을 통해 증상에 맞게 한약제제와 함께 복용할 수 있다.

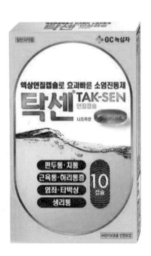

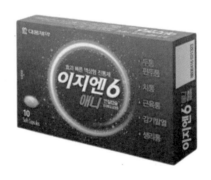

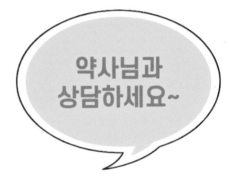

약국 브랜딩 연구소

Drug mugger

☑ 일부 약물을 장기복용 하는 경우 우리몸의 영양소 일부가 고갈될 수 있고
이는 건강기능식품 등의 복용을 통해 보완가능하다.

약사님과
상담하세요~

복용 약물	부족해지는 영양소	
대부분의 항생제	비타민B군, 장내유익균	☹
항생제 중 특히 TMP/SMX	엽산	☹
비스테로이드성 소염진통제 (ibuprofen/naproxen)	엽산, 비오틴	☹

약국 브랜딩 연구소

영양요법

성분	작용
크린베리	세균들이 요로 점막에 점착하지 못하도록 하여 방광염 재발 방지에 도움이 된다.
D-Mannose	대장균에 부착하여 요도를 통해 대장균이 빠져나가도록 한다.
비타민C	면역력을 높이고, 소변을 산성으로 만들어 염증을 일으키는 세균의 침입을 막는다.
비타민A	점막면역기능을 높이며 상처조직을 빨리 회복시키는 작용도 있어서 방광염과 질염 예방에 도움이 된다.
유산균	장내 유익균의 증가로 면역력을 높인다.
옥수수수염 뿌리차	이뇨작용이 있으며 방광 수축 기능을 개선하는 효과가 있다.

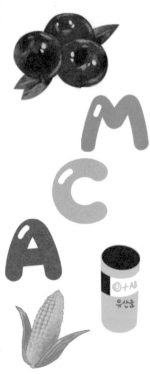

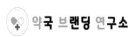

약국 브랜딩 연구소

생활요법

☑ 충분히 수분섭취를 한다.

   : 병원균을 희석하고 잦은 방광비움을 통해 감염된 소변을 제거할 수 있다.

☑ 소변 충동을 느끼면 참지 않고 바로 보도록 한다.

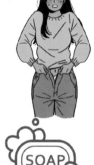

☑ 배뇨/배변 후 요도에서 항문 방향으로 세척한다.

☑ 면 소재 속옷을 입고, 꽉 끼는 하의는 피하도록 한다.

☑ 성관계 후 소변을 보는 것도 권장한다.

☑ 욕조 목욕이 아닌 샤워를 한다.

☑ 성기 주위에 방취 스프레이나 여성용 스프레이 사용은 요도와 방광을
   자극하므로 되도록 피한다.

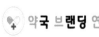
약국 브랜딩 연구소

약사와 상담 시 알아두세요!

☑ 방광염은 연령, 성별, 임신, 성관계 등 여러 요인에 따라 발병할 수 있으므로 약사와 상담 시 현재 본인의 상황에 대해 되도록 상세히 설명한다.

☑ 의사의 진료가 필요한 경우 병원 진료를 권고 받을 수 있다.

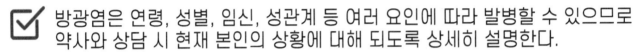

- 옆구리의 통증, 발열과 오한, 오심 구토와 같은 신장 감염 증상이 있는 경우
- 급박뇨를 참지못하거나 빈뇨가 수시간 이상 지속된 경우
- 혈뇨가 있는 경우
- 비뇨기감염증을 진단받은 과거력이 있거나 이와 유사 증상이 있었던 경우
- 항균요법이 끝난 후 방광염증상이 재발한 경우

☑ 항생제 처방이 쉽게 이루어지는 질병이므로 항생제 복용법을 숙지하고 남용하지 않도록 한다.

☑ 약물치료 뿐만 아니라 생활요법이나 예방요법이 질병관리에 중요한 요소임을 인지한다.

약국 브랜딩 연구소

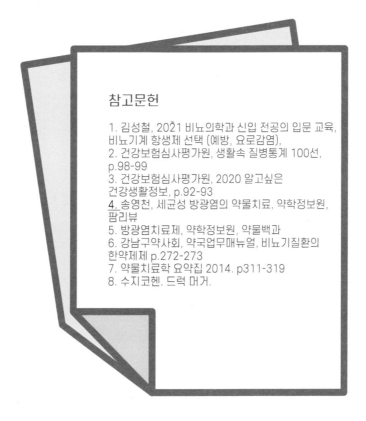

참고문헌

1. 김성철, 2021 비뇨의학과 신입 전공의 입문 교육, 비뇨기계 항생제 선택 (예방, 요로감염),
2. 건강보험심사평가원, 생활속 질병통계 100선, p.98-99
3. 건강보험심사평가원, 2020 알고싶은 건강생활정보, p.92-93
4. 송영천, 세균성 방광염의 약물치료, 약학정보원, 팜리뷰
5. 방광염치료제, 약학정보원, 약물백과
6. 강남구약사회, 약국업무매뉴얼, 비뇨기질환의 한약제제 p.272-273
7. 약물치료학 요약집 2014. p311-319
8. 수지코헨, 드럭 머거.

약국 브랜딩 연구소

질 건조증
(위축성 질염)

김송주 약사

약국브랜딩연구소

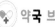 약국 브랜딩 연구소

편안한 약국의 섬세한 소통가

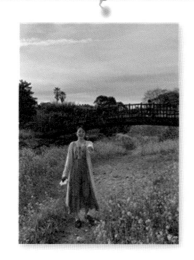

모두의 김약 김송주

산부인과 및 소아과 문전약국 근무 약사

여성환자분 그리고 아이 엄마분들과
약과 건강에 관한 이야기

약브온 질염 전자책 런칭

안녕하세요 산부인과 및 소아과에서 여성환자분들과 아이 어머님들과 약과 건강에 관해 소통하는 모두의 김약입니다.
갱년기에 접어들면서 질염이나 질 건조증으로 고생하는 많은 분들께 친숙하고 책임있게 소통할 수 있는 방법들을 고민하며 제작하였습니다.

갱년기에 질 건조증이 잘 생기는 이유

- 에스트로겐 감소와 함께 질벽이 얇아지고 탄력이 감소된다.

- 질 내부를 촉촉하게 해주는 질분비물 감소로 인해 질 벽이 마르는 증상을 경험한다.

- 갱년기 질 건조증의 원인은 노화가 가장 큰 원인이지만, 과도한 스트레스, 불규칙한 식습관, 무리한 다이어트, 찬음료, 노출이 많은 의상도 원인이 될 수 있다.

질 건조증 증상

- 성교통, 자극감, 소변이 자주 마려운 느낌을 경험한다.

- 붓고 뻐근한 느낌이 들거나 질 주변이 따갑고 냄새가 나는 증상을 호소한다.

- 가려움증을 유발하는 질염 및 외음부염 혹은 배뇨통을 유발하는 요로 감염에 취약해지게 된다.

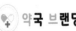
약국 브랜딩 연구소

질 건조증 약물치료

특정 감염이 없음에도 노란 질 분비물이 있거나 걸을 때 속옷에 쓸리는 증상이 있는 경우 질건조증 관리를 시작하는 것을 권한다.

1) 질 보습제 사용
- 히알루론산이 포함된 겔은 질건조증 증상을 완화한다.
- 일반 히알루론산 함유 보습제에는 질내 산도를 유지시켜주는 젖산균이 없어 단독으로 보습제 사용만 하기 보다는 여성 유산균 혹은 건강기능식품을 함께 하는 것이 질 건조증에 유익하다.

2) 에스트로겐 외용제 사용
- 다른 갱년기 증상 없이 질 건조증만 호소하는 경우 호르몬 대체요법 보다는 에스트로겐 외용제 사용을 우선적으로 적용한다.
- 2주 가량은 매일 사용, 이후에는 주 2~3회 가량 사용한다.

3) 경구 호르몬 대체요법

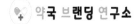 약국 브랜딩 연구소

질 건조증 약물치료 – 에스트로겐 외용제 종류

외용제 (전문의약품)	지노프로질정	오베스틴좌제
성분	에스트리올 30μg 락토바실루스아시도필루스균동결건조물 (질 산도 유지)10000kIU	에스트리올 0.5mg
효능효과	질내 여성호르몬과 질 세균총의 정상화 칸디다질염 혹은 가드네렐라균에의한 질염 오베스틴보다 여성 호르몬 농도가 매우 낮아 유방암환자에게도 비교적 안전하게 사용	갱년기와 폐경이후 또는 난소적출술후 에스트로겐 결핍으로 인한 외음질 질환 및 증상 위축성 질염, 외음부 가려움, 성교불쾌감
복용방법 (처방에 따름)	1일 1~2정 취침시 질내로 깊숙이 삽입 6~12일간 사용	1일 1정 취침시 질내 깊숙이 삽입 유지요법) 1일 1정씩 1주에 2회 유지요법의 계속 투여 여부 판단 위해 2-3개월마다 4주간 약물투여를 중지
주의사항	콘돔 약화시킬 수 있어 주의 국소 호르몬 질정이 Aromatase억제제의 약효를 떨어뜨릴 수 있어 주의	

약국 브랜딩 연구소

질 건조증 약물치료 - 에스트로겐 외용제 종류

외용제 (전문의약품)	프레마린 질크림
성분	결합형 에스트로겐 625μg/g
효능 효과	갱년기와 폐경이후 또는 난소적출술후 에스트로겐 결핍으로 인한 외음질 질환 및 증상 (위축성 질염, 외음부 가려움, 성교불쾌감) 유방암 위험 크게 높이지 않음
복용방법 (처방에 따름)	주기적으로 투여한다(예: 3주 투약, 1주 휴약) 증상의 정도에 따라 1일 0.5 - 2g을 질내 국소적용한다
주의사항	성관계 전 사용시 남성의 성기점막을 통해 흡수될 수 있음 콘돔 약화시킬 수 있어 주의

약국 브랜딩 연구소

질 건조증 약물치료 - 경구 호르몬 대체요법

- 질건조증에 효과적인 방법으로 전신으로 공급되는 호르몬제제이다.

- 효과적이고 직접적으로 질 건조증 완화효과가 있다.

- 폐경된지 10년 이상 지났거나 60세 이상의 경우, 질 건조증 완화만을 목적으로는 경구 호르몬 대체요법 보다 질정이나 크림과 같은 외용제 사용을 권고된다.

약국 브랜딩 연구소

질 건조증의 한방적 접근

1) 상열하한과 질건조증 및 방광염

- 한의학에서는 질 건조증을 하복부가 차가워지고 질 주변의 혈류 순환이 원활하지 않은 하복랭(下腹冷)에 의한것으로 구분한다.

- 갱년기에 얼굴, 상체쪽으로는 열이 오르고 반면 하체 쪽은 차가워지면서 질건조증, 질염 증상을 나타내는 상 열하한(上熱下寒) 증세가 나타나게 된다.

- 이러한 불균형은 아래를 따뜻하게하고 위는 열을 내려주는 방법으로 증상을 호전시킨다.

2) 자궁주변 혈류개선을 통한 질건조증 및 방광염 완화

- 한 자세로 오래 앉아있지 않고 30분에 한번씩은 일어나 걷거나 자세를 바꾼다.

- 찜질이나 핫팩 등을 사용하여 배를 따뜻하게 한다.

- 반신욕이나 족욕을 통해 위로 오르는 열을 아래로 순환시킨다.

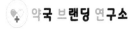

질 건조증의 한방적 접근

3) 하초의 순환을 돕는 반신욕 tip

- 반신욕시 40℃ 이내의 온탕에서 15분 가량 유지한다.

- 일주일에 2~3회가 적당. 30분 이상 지속될 경우 오히려 수분을 빼앗기고 체력이 떨어질 수 있다.

- 족욕은 반신욕보다 조금 더 뜨겁게 하는 것이 좋다.

- 복사뼈가 충분히 잠길 정도까지 담구며 족욕 전에는 물을 한컵 정도 마시는 것이 좋다.

4) 갱년기 질 건조증, 방광염에 도움이 되는 차

- 생강차, 쑥차) 하초를 따뜻하게 해주는 차

- 배꼽 아래를 따뜻하게, 가슴위쪽은 시원하게 해 몸의 온기와 냉기를 조화롭게 유지하는데 도움이 된다.

약국 브랜딩 연구소

질 건조증 영양요법

백수오	쿠퍼만 지수 항목 총점 및 10가지 개별 증상(안면홍조, 질건조 및 분비물 감소, 불면증, 신경과민, 우울증, 현기 증, 근육통, 관절통, 피로감, 감각이상 등)에 뚜렷한 개선 효과를 입증받았다.
비타민E	비타민 E는 질벽으로 공급되는 혈액순환을 개선하여 홍조와 위축성 질염 및 건조증상 완화한다. 또한 비타민 E는 에스트로겐 안정성에 중요한 역할을 하는 것으로 알려져 있어 질 위축에 도움이 된다. 2016년 연구) 100IU 의 비타민 E 좌약12주간 사용했을때 질건조증이 76.9% 개선되었다. 임상연구) 비타민E 와 함께 비타민 A, D, 히알루론산을 함유 좌약이 여성의 질 위축증 증상을 개선 하는 결과를 보였다. *경구 보충제로의 비타민 E 섭취가 질 윤활에 영향을 미치는 것에 대한 평가는 더 많은 연구가 필요하다.
비타민D	경구 비타민D 보충제와 좌제 모두 폐경기의 질 건강과 건조감을 개선하는데 도움을 주었다. 2015년 연구) 비타민 D(1000IU)좌약 사용시 대조군에 비해 56일 후 질 건조증 유의하게 개선되었다. 2019년 연구) 비타민D의 경구 보충제가 폐경기 동안 건조함을 감소시킬 수 있는 것으로 밝혀졌다. 노년 여성을 대상으로 한 연구에서도 혈중 비타민D 수치 증가시 질 수분이 개선되는 결과를 보였다.

약국 브랜딩 연구소

질 건조증 영양요법

오메가 3	2019년 연구) 8주 동안 비타민 D3와 300mg의 오메가-3 지방산 보충제 섭취시 에스트라디올의 증가를 보였다. -에이코사펜타엔산(EPA)과 도코사헥사엔산(DHA) 충분히 섭취시 질 건조증과 가려움증을 완화하고 피부 수분함량을 증가시키는 결과를 보였다.
여성유산균	35세에서 60세 사이의 여성 87명을 대상으로 연구한 결과 질내 서식하는 정상세균중 하나인 락토바실러스 (Lactobacillus)의 양이 상당히 감소한 상태를 보였다. 에스트로겐의 감소와 함께 질내 산성물질을 만들어내는 락토바실루스 균이 급격히 감소한다. 이는 질내 pH 균형을 깨지게 하며 질 감염과 건조를 유발한다. 양질의 프로바이오틱스는 질 건조증을 치료하고 감염을 막는 단일 요법으로 사용할 수 있다.
히알루론산	경구 히알루론산) 8주동안 5mg의 히알루론산나트륨염 복용시 질위축이있는 42명의 폐경 후 여성의 증상을 개선하였다. 히알루론산 젤, 좌제) 외용제의 경우 단독으로 사용하거나 비타민 A, E와 같은 다른 성분과 함께 사용하였을 때 질 윤활을 증가시켰다.

질 건조증을 위한 생활습관

1.물을 충분히 섭취한다.

2. 윤활제를 사용한다.

3. 에스트로겐 질정이나 크림을 사용한다.

4. 오메가3 와 비타민 E 등 질 건조증과 혈액순환에 도움이 되는 보조제 꾸준히 복용한다.

5. 외음부는 제품을 사용하지 않고 물만으로 가볍게 세척한다.

6. 면 속옷을 착용한다.

7. 지방이나 당류가 많은 음식 피한다.

8. 성적 자극은 리비도를 자극하여 질건조를 완화시키는데 도움이 된다.

약국 브랜딩 연구소

갱년기 관련 질염
(세균성 질염, 칸디다성 질염)

김송주 약사

약국브랜딩연구소

약국 브랜딩 연구소

세균성 질염(=비특이적 질염, 가드네렐라 질염, 혐기성 질염) 이란?

-전체의 1%미만으로 존재하던 프라보텔, 가드네렐라, 마이코플라스마, 유레아플라스마와 같은 혐기성 세균 및 그람음성간균이 10~1000배까지 증가하면서 세균성 질염이 발생한다.

-질내 정상균인 락토바실러스균의 감소로 인해 질내부의 pH가 4.5이상으로 약산성화 된다.

세균성 질염의 증상

-묽은 회백색의 분비물과 생선비린내와 같은 냄새(성교후 , 월경중 냄새 더 증가)를 동반한다,

-가려움과 발적은 흔하지 않다.

-전혀 증상이 없는 경우도 있으나 골반염과 관련이 있어 진단을 받았다면 치료를 하는 것을 권한다.

*골반염: 자궁내 세균이 자궁내막과 나팔관, 복강까지 퍼지면서 염증을 일으키는 질환. 아랫배가 아프면서 열이 나고 냉이 생기는 것과 같은 증상을 유발한다.

세균성 질염 약물치료

(권장요법)

Metronidazole 500mg bid 7일(임신 중 가능), or

Metronidazole gel 0.75% 5g 취침 전 질내 도포 5일, or

(외용제)Clindamycin cream 2% 5g 취침 전 7일

(대체요법)

Tinidazole 2g qd 2일, or

Tinidazole 1g qd 5일, or

Clindamycin 300mg bid 7일 (임신 중 가능)

(재발성)

Metronidazole 500mg bid 10~14일, or

(외용제)Metronidazole gel 0.75% 5g 취침 전 10일, 이후 억제요법으로 1주 2회 질 내 도포 4~6개월

약국 브랜딩 연구소

세균성 질염 약물치료

내복약 (전문의약품)	Metronidazole	Clindamycin
상품명(예시)	후라시닐 (Metronidazole 250mg)	홀그램 캡슐 (Clindamycin 150mg)
효능효과	트리코모나스증 혐기성균 감염증	항균효과
복용방법 (처방에 따라 상이)	500mg씩 bid~tid 7일~10일 경구복용 (일최대 4g) 재발시 기간늘려 10~14일 복용	300mg씩 bid~tid 7일 경구복용 재발시 기간늘려 10~14일 복용
참고사항	-투여기간 중 및 투여 후 3일 알코올 섭취 피할것(disulfiram like reaction) -와파린 작용증강 -임산부 첫 3개월 이후 가능 (B)	-C.difficile 의한 위막성 대장염 발생 위험 -임부가능(B)

약국 브랜딩 연구소

세균성 질염 약물치료

내복약 (전문의약품)	Tinidazole
상품명(예시)	티니다진정 (Tinidazole 150mg)
효능효과	트리코모나스증, 혐기성균 감염증, 아메바증, 람블편모충증, 비특이성 질염
복용방법 (처방에 따라 상이)	1)2g qd 2일 경구복용 2)1g qd 5일 경구복용 (처방에 따라 상이)
참고사항	- 투여기간 중 및 투여후 3일 알코올 섭취 피할것 (metronidazole과 화학적 유사) - 와파린 작용증강 - 칸디다증의 경우 치료 중 증상 악화될 수 있어 항진균제 함께 투여 - 임부C

약국 브랜딩 연구소

세균성 질염 약물치료

외용제 (전문의약품)	Metronidazole	Clindamycin
상품명(예시)	메니마겔, 메로겔, 트로겔 (Metronidazole 0.75%)	크레오신 질크림 (Clindamycin 2%)
효능 효과	세균성질염	세균성 질염
사용방법 (처방에 따름)	1일 1~2회 5g을 질내 5일간사용 (주입기에 넣어 질내 투여) 재발시 기간늘려 10일간 사용 1년 3회이상 재발시 1주일에 2회 4~6개월간 장기사용	1일 1회 5g을 매일 취침전 질내 도포 3~7일 투여
참고사항	-5일간 사용시 경구약과 유사효과 -임부가능(B)	-콘돔 약화시킬 수 있어 주의 (크림 내 mineral oil) -질 세정액 , 템포 사용하지 않음 -질크림은 임신 전반부(1~4개월)사용 권고, 후반부 사용 주의

약국 브랜딩 연구소

세균성 질염 약물치료

외용제 (전문의약품)	Dequalinium	Neomycin, Nystatin, Polymixin B
상품명(예시)	플루오미진 질정 클리늄질정 (Dequalinium 10mg)	오엔지, 지노브이 연질캡슐
효능 효과	세균성 및 칸디다성 질염 살균소독효과	세균성 및 칸디다성 질염
사용방법 (처방에 따름)	1일 1정 취침전 삽입 6일간 투여	1일 1정 취침전 삽입 12일 간 사용 증상에 따라 2~3일에 한번 사용
참고사항	-증상 호전되어도 6일간 투여지속 -질세정제 사용하지 않음 -라텍스 콘돔 사용가능(O) -생리중 사용불가(X) -임부가능	-콘돔 약화시킬 수 있어 주의 -살정제의 피임력 약화 -생리중 사용가능(O) -Neomycin이 임부D

약국 브랜딩 연구소

세균성 질염 약물치료

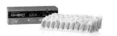

외용제 (일반의약품)	9-Aminoacridine Undecylenate 2mg Methylbenzethonium Chloride 3.6mg N-Myristyl-3-Hydroxybutylamine Hydrochloride 2mg	Povidone Iodine	Povidone Iodine
상품명(예시)	세나서트 2mg 질정	지노베타딘 좌제 (Povidone Iodine 200mg)	
효능 효과	국소 소독, 항진균 복합제 But 세균성질염에 주로 사용 <u>질내 산도 조절</u>	칸디다성 질염, 트리코모나스성 질염, 비특이성 및 혼합감염에 의한 질염, 살균효과 <u>질내 약산성 환경 유지 촉진</u>	
사용방법	1일 1회 1정 취침전 질 내 깊숙히 삽입 8일간 사용	1일 1정 취침전 질 내 깊숙히 삽입 증상에 따라 1주일 내외로 사용	1주 1~2회 사용권장 (잦은 사용시 유익균 손상) 30ml를 온수 1L에 희석하여 질 내외부 세정
참고사항	-콘돔 약화시킬 수 있어 주의 -자극감시 투여 중지 <u>-생리중 사용가능(O)</u>	-콘돔 약화시킬 수 있어 주의 -갑상선기능 이상 환자 및 방사성요오드 치료전후 주의 -붉은 용액이 흘러나올 수 있어 패드 착용 -임신, 수유시 태아에 영향	

약국 브랜딩 연구소

칸디다성 질염이란?

- 진균에 해당하는 칸디다균은 주로 구강, 장, 질 그리고 외음부에 정상 세균총으로 존재한다.
- 대부분 장 내에 존재하는 칸디다균이 배변을 통해 항문에 집락을 만들고 이것이 외음부와 질로 이동하여 집락을 구성한다.
- 칸디다가 질이나 외음부에 집락을 만들어도 감염이나 증상을 유발하지 않는 것이 일반적이나 인체의 면역력 저하 혹은 외음부환경의 변화에 피부 및 점막에 칸디다감염이 발생한다.
- 여성의 2/3는 일생에 한 번 이상 칸디다 질염을 경험하며 특별한 원인이 없이도 재발이 잦다.

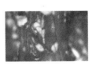
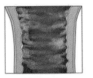

곰팡이성 질염

칸디다성 질염의 증상

- 걸쭉하고 두부(희거나) 혹은 치즈(황색)와 같은 분비물이나 냄새는 동반하지 않는다.
- 가려움, 작열감, 성교통, 화끈거리고 홍반, 배뇨통을 주로 동반한다.
- 외음부 부어있고 껍질이 벗겨지기도 한다.

약국 브랜딩 연구소

칸디다성 질염 약물치료

(권장요법)
질내 azole계 (Clotrimazole, Miconazole, Ticonzaole)의 질정 삽입 혹은 크림 도포, or
Fluconazole 150mg qd 단회요법 (임신중 금기이나 150mg 단회요법은 가능)

(심한 증상)
질내 azole계 질정삽입 혹은 크림 도포 7~14일, or
Fluconazole 150mg qd 단 회 복용후 3일 뒤 150mg qd 추가복용

(유지 및 억제요법)
1년에 4번 이상 재발하는 만성 재발성 칸디다 질염
Fluconazole 150mg qd 1주 1번, or
Clotrimazole 500mg 질정 1주 1번 (임신 1기 이후)

(재발성)
Fluconazole 150mg 3일 간격 3회 복용 (1, 4, 7 day) or
질내 azole제제 10~14일 도포

약국 브랜딩 연구소

칸디다성 질염 약물치료

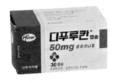

내복약 (전문의약품)	Fluconazole
상품명(예시)	디푸루칸캡슐 (Fluconazole 50mg)
효능효과	칸디다성 질염
복용방법 (처방에 따름)	1. 단순 칸디다성 질염: Fluconazole 150mg 1회 투여. (단회요법) 2. 재발성 칸디다성 질염 or 면역기능 저하시: Fluconazole 150mg 1회 투여, 3일 뒤 150mg 추가 투여 3. 재발성 칸디다증 완화요법: Fluconazole 150mg 1회 투여, 이후 3일마다 동일용량 복용 3회 반복 (day 1, 4, 7) 4. 완화요법 이후 억제요법: Fluconazole 150mg 1회 매주 투여 or Clotrimazole 500mg 질정 1회 매주 질 내삽입 => 6개월간 실시. *6개월간 유지요법종료 이후 6개월까지 재발감소
참고사항	-투석환자의 경우 투석에 의해 50%가 제거되므로 투석 이후 투여 -임부D / 150mg 단회투여는 안전 (2019 FDA) -응고억제제투여시 주의

칸디다성 질염 약물치료

내복약 (전문의약품)	Itraconazole
상품명(예시)	이트라정 (Itraconazole 100mg)
효능효과	칸디다성 질염
복용방법 (처방에 따름)	1. Itraconazole 200mg씩 bid 1일 투여 2. Itraconazole 200mg qd 3일 투여

약국 브랜딩 연구소

칸디다성 질염 약물치료

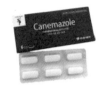
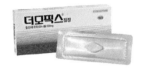

외용제 (전문의약품)	Clotrimazole (전문/일반)	Sertaconazole
상품명(예시)	카네마졸질정 (Clotrimazole 100mg)	더모픽스질정 (Sertaconazole 500mg)
효능 효과	칸디다성 질염	칸디다성 질염
사용방법 (처방에 따름)	1일 1회 1정 취침전 질내 깊숙히 삽입 6일간 사용 1일 1회 2정 취침전 질내 깊숙히 삽입 3일간 사용	1일 1회 1정취침시 기구를 사용하여 1정을 질안 으로 깊숙히 삽입(단회요법) 1회 투여후 증상지속시 1~2주 후 1정 을 다시 투 여
참고사항	-콘돔 약화시킬 수 있어 주의 -생리중 사용하지 않음 -탐폰, 세정제 사용하지 말것 -외음염 동반시 클로트리마졸 크림 사용 -임부B but 임산부는 어플리케이터 사용 피할것 -임신1기 주의 이후 안전하게 사용 (외용제 체내 흡수율 낮음)	-콘돔 약화시킬 수 있어 주의 -중성 및 알칼리성 비누 사용(산성의해 칸디다균 증식) -살정제의 피임력 약화 -생리중 사용가능(O) -임신중 안정성 확립되지 않음(처방의해 사용가 능)

약국 브랜딩 연구소

칸디다성 질염 약물치료

외용제 (전문의약품)	Dequalinium	Neomycin, Nystatin, Polymixin B
상품명(예시)	플루오미진 질정 클리늄질정 (Dequalinium 10mg)	오엔지, 지노브이 연질캡슐
효능 효과	세균성 및 칸디다성 질염 살균소독효과	세균성 및 칸디다성 질염
사용방법 (처방에 따름)	1일 1정 취침전 삽입 6일간 투여	1일 1정 취침전 삽입 12일 간 사용 증상에 따라 2~3일에 한번 사용
참고사항	-증상 호전되어도 6일간 투여지속 -질세정제 사용하지 않음 -라텍스 콘돔 사용가능(O) -생리중 사용불가(X) -임부가능	-콘돔 약화시킬 수 있어 주의 -살정제의 피임력 약화 -생리중 사용가능(O) -Neomycin 임부D

약국 브랜딩 연구소

칸디다성 질염 약물치료

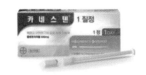

외용제 (일반의약품)	Clotrimazole 100mg	Clotrimazole 500mg
상품명(예시)	카네마졸, 카네스텐질정 (Clotrimazole 100mg)	카네스텐 질정 (Clotrimzole 500mg)
효능 효과	칸디다성 질염	
사용방법 (처방에 따름)	1일 1회 1정 취침전 질내 깊숙히 삽입 6일간 사용 1일 1회 2정 취침전 질내 깊숙히 삽입 3일간 사용	1. 1일 1회 단회사용 2. (재발성질염관리) 경구Fluconazole 150mg 1회 매주 투여 or Clotrimazole 500mg 질정 1회 매주 질 내 삽입 => 6개월간 실시 *6개월간 유지요법종료 이후 6개월까지 재발감소
참고사항	-콘돔 약화시킬 수 있어 주의 -생리중 사용하지 않음 -탐폰, 세정제 사용하지 말것 -외음염 동반시 클로트리마졸 크림 병용 -임부B but 임산부는 어플리케이터 사용 피할것 -임신1기 주의 이후 안전하게 사용 (외용제 체내 흡수율 낮음)	

약국 브랜딩 연구소

칸디다성 질염 약물치료

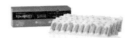

외용제 (일반의약품)	Povidone Iodine	Povidone Iodine
상품명(예시)	지노베타딘 좌제 (Povidone Iodine 200mg)	
효능 효과	칸디다성 질염, 트리코모나스성 질염, 비특이성 및 혼합감염에 의한 질염 살균효과 질내 약산성 환경 유지 촉진	
사용방법 (처방에 따름)	1일 1정 취침전 질 내 깊숙히 삽입 증상에 따라 1주일 내외로 사용	1주 1~2회 사용권장 (잦은사용시 유익균 손상) 30ml를 온수 1L에 희석하여 질내외부 세정
참고사항	-콘돔 약화시킬 수 있어 주의 -갑상선기능 이상 환자 및 방사성요오드 치료전후 주의 -붉은 용액이 흘러나올 수 있어 패드 착용 -임신, 수유시 태아에 영향	

약국 브랜딩 연구소

칸디다성 질염 약물치료

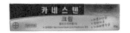
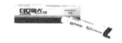

외용제 (일반의약품)	Clotrimazole	Sertraconazole
성분	카네스텐크림	더모픽스크림
효능 효과	칸디다성 외음염	칸디다성 외음염
사용방법	1일 1~3회 환부(질환부위)에 얇게 바르고 문지름 사용기간: 칸디다성 외음염 및 칸디다성 귀두염의 경우 1~2주 완전한 치료효과를 얻기 위해서 충분한 기간동안 규칙적으로 사용 완치되지 않은 경우 증상이 사라진 뒤에도 약 2주간 치료 계속	1일 1~2회 환부에 바르고 문지름 2~4주면 치료효과 나타남 재발방지를 위해 꾸준한 치료
참고사항	-외음부에 바른다 (사용전 환부 잘 씻고 건조) -콘돔 약화시킬 수 있어 주의 -임부B -임신1기 주의 이후 안전하게 사용 (외용제 체내 흡수율 낮음)	-외음부에 바른다 (사용전 환부 잘 씻고 건조) -임부(C)

약국 브랜딩 연구소

칸디다성 질염 약물치료

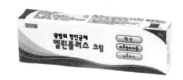

외용제 (일반의약품)	Clotrimazole+Hydrocortisone
성분	엘린플러스 크림, 카네스텐플러스크림, 하이트리크림, 하이졸크림
효능 효과	칸디다성 외음염
사용방법	1일 1~2회(아침 또는 아침, 저녁) 적당량 도포
참고사항	-콘돔 약화시킬 수 있어 주의 -급성증상이 없어진 이후에는 코르티코스테로이드가 없는 약물을 사용할 것 -임신중 태아에 영향 미치지 않으나 안전성 확립되지 않음. 임신1기 주의. 대량 장기간 사용 주의

약국 브랜딩 연구소

칸디다성 질염을 예방하는 생활습관

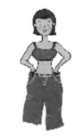

면속옷 착용
매일 빨기

레깅스나 꽉끼는 바지
피하기

콘돔사용

항생제 정해진 기간
동안 복용하기

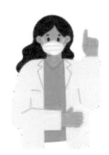

용변 후 잘 닦기
(앞->뒤)

 약국 브랜딩 연구소

질염을 악화시키는 요인

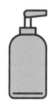
잦은 비누 세척

스트레스

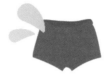
꽉끼는 옷, 젖은 옷 (속옷, 바지)

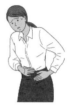
월경

임신

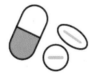
장기간의 항생제,스테로이드, 호르몬제, 피임약 복용

단음식

콘돔 사용하지 않은 성관계

약국 브랜딩 연구소

- 아주대학교병원_ 산부인과
- MSD 매뉴얼_ 질염 및 골반 염증성 질환
- 한국 약학연구회_ 약사공론_ 대한약사저널 OTC vs OTC <카네스텐질정 vs 지노베타딘질좌제 vs 세나서트 2mg 질정>
- 서울아산병원 질환백과
- 산부인과 최신정보지 홈스토리_ 난치성 질염의 최신지연_ 연세의대 세브란스병원
- 성매개성질환 진단 및 치료 가이드라인 : 2015 CDC 가이드라인
- 약학정보원 <<맞춤 OTC 선택가이드>>
- http://www.mysclinic.com/public/sub02/sub02.php
- https://www.amc.seoul.kr/asan/mobile/healthinfo/disease/diseaseDetail.do?contentId=31929
- http://www.hsclinic.net/kwa-47284?pc=p

약국 브랜딩 연구소

갱년기
관절통과 근육통

김하늘 약사

약국브랜딩연구소

 약국 브랜딩 연구소

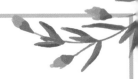

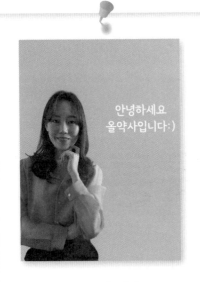

안녕하세요
올약사입니다:)

올약사 김하늘

블로그: 올약사와 스타약사의
　　　　약깔나는 이야기

브런치: https://brunch.co.kr/@allyaksa

인스타: @allpharm_

안녕하세요 올약사입니다! 갱년기에 대한 지식을 글로 담아 더 많은
분들께 전할 수 있게 되어 벅차고 기쁩니다. 증상과 치료 약물뿐만 아
니라 생활 요법과 같은 유용한 팁들을 함께 정리했습니다.
갱년기 이후를 제2의 인생이라고도 합니다. 많은 분들의 새로운 시작
에 도움이 되는 책이 되길 바랍니다.

갱년기 관절통

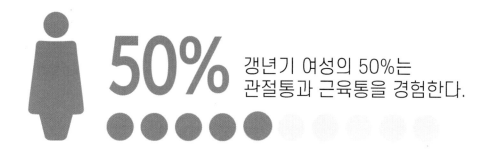

50% 갱년기 여성의 50%는
관절통과 근육통을 경험한다.

☑ 관절통은 갱년기 증상 중 하나이다.

☑ 에스트로겐은 항염증 작용으로 관절과 연골을 보호한다.

　→ 갱년기에 에스트로겐 수치가 감소하면서 관절통이 생길 수 있다.

약국 브랜딩 연구소

관절통 원인

갱년기 관절통	퇴행성 관절염	류마티스 관절염
-에스트로겐 수치 감소로 인한 관절통증 -갱년기에 발생	-연골 조직의 점진적, 비가역적 손상 -주로 50대 이후에 발생	-자가 면역 질환 -30~50대에 호발

☑ 갱년기의 관절통은 관절염과는 별개로 단순 에스트로겐 부족이 원인일 수 있다.
  → 약물치료로 호전될 수 있고, 폐경 이후 자연스레 관절통이 없어지기도 한다.

☑ 갱년기 관절통은 노화로 인해 생기는 퇴행성 관절염, 류마티스 관절염, 활막염 등을 동반하는 경우도 있다.

약국 브랜딩 연구소

갱년기 관절통 증상

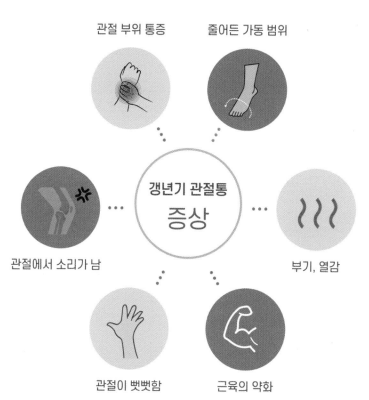

관절 부위 통증

줄어든 가동 범위

관절에서 소리가 남

갱년기 관절통
증상

부기, 열감

관절이 뻣뻣함

근육의 약화

☑ 관절통 증상들은 아침에 더 심하게 나타난다.

☑ 엉덩이, 무릎과 같은 큰 관절에 자주 발생한다. 손가락과 손도 흔하게 발생하는 부위이다.

약국 브랜딩 연구소

갱년기 관절통의 약물치료

 아세트아미노펜
통증 완화를 위해 복용

진통소염제 (이부프로펜, 나프록센 등)
통증과 염증 완화를 위해 복용

 스테로이드 주사
관절강 내 삼출물이 있는 경우 통증 완화에 효과

삼환계 우울제

**약물
치료**

 **호르몬
대체요법**
관절 통증과 부기 완화에 도움

물리치료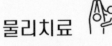
근육 강화

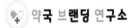 약국 브랜딩 연구소

갱년기 관절통의 약물치료

일반의약품 & 건강기능식품

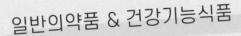

약국에서 구매 가능한 제품을 알아보자!

☑ 아세트아미노펜, 이부푸로펜, 나프록센과
   같은 진통제- 처방없이 약국에서 상담 후
   구입 가능

☑ 콘드로이틴, 글루코사민, MSM(식이유황)
   : 관절과 연골 건강에 도움을 주는
      건강기능식품

전문의약품

병원에서 상담 후 처방이 필요!

-호르몬 대체요법: 이 책의
 '호르몬 대체요법' 파트를 참고

-스테로이드

-삼환계 우울제

 약국 브랜딩 연구소

갱년기 관절통 생활 요법

관절통에 도움이 되는 생활 요법

적절한 체중 유지	규칙적인 운동	영양 공급	건강 기능 식품	휴식하기
		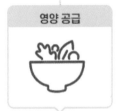	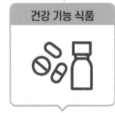	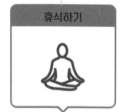
체중이 많이 나갈 수록 관절, 연골의 하중이 가중되어 관절통이 발생하기 쉽다. 적절한 체중 유지는 관절통 환자에게 필수다.	걷기, 실내 자전거 타기, 수영, 요가와 같이 관절에 무리가 가지 않는 운동으로 근육과 관절을 강화한다.	균형잡힌 식단을 섭취한다. 야채와 과일은 필수 영양소와 항산화제가 풍부하다. 이는 관절 염증을 줄이는데 도움이 된다.	칼슘, 마그네슘, 비타민B3, 오메가3 보충제 섭취는 관절통에 도움이 된다.	스트레스 시 코티솔 호르몬은 염증을 일으키고 관절통을 악화시킬 수 있다.

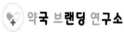

갱년기 근육통 원인

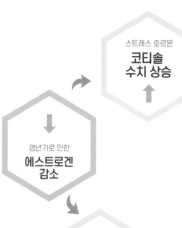
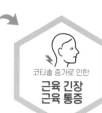

스트레스 호르몬
**코티솔
수치 상승**

코티솔 증가로 인한
**근육 긴장
근육 통증**

갱년기로 인한
**에스트로겐
감소**

근육에 필수 영양소
**마그네슘
흡수 감소**

마그네슘 부족으로
**근육 피로
근육 통증**

☑ 에스트로겐이 감소하면 <u>코티솔 수치가 상승</u>한다. 이로 인해 <u>근육이 긴장되고 통증을 유발</u>할 수 있다. 코티솔 수치 증가로 <u>통증에 더 민감</u>해져 근육통을 쉽게 느끼기도 한다.

☑ 에스트로겐은 근육 기능에 필수적인 <u>마그네슘 흡수에도 영향</u>을 미친다. 마그네슘이 부족하면 <u>근육통, 근육피로, 근육 경련</u>을 유발할 수 있다.

약국 브랜딩 연구소

갱년기 근육통 증상과 약물 치료

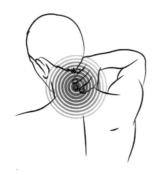

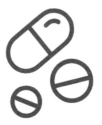

증상

등, 어깨, 목과 같은 상체부위에 근육통이 나타난다. 긴장성 두통이 발생하기도 한다.

약물 치료

경증, 중증도 근육통을 완화하기 위해 단기적으로 아세트아미노펜, NSAIDs*를 사용한다.

*NSAIDs: 비스테로이드성 소염진통제로 이부프로펜, 나프록센 등의 성분이 있다.

약국 브랜딩 연구소

갱년기 근육통 생활 요법

근육통에 도움이 되는 생활 요법

● ● ● ● ●

스트레칭	규칙적인 운동	영양 공급	찜질하기	바른 자세
	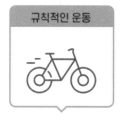	Mg Fe ca K		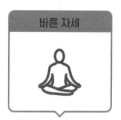

스트레칭은 근육의 긴장 및 통증을 완화시킨다. 스트레스 호르몬을 감소시키는 효과도 있다.

걷기, 자전거 타기, 수영과 같은 운동은 근육 긴장을 풀어주고 통증을 줄이는 데 도움이 된다.

마그네슘, 철분제, 칼슘과 칼륨 섭취는 근육 통증과 긴장 완화에 도움이 된다.

따뜻한 물로 목욕을 하거나 온열패드를 사용하면 근육을 이완시키고 긴장 완화에 도움이 된다.

바른 자세를 유지하는 것은 관절과 근육의 통증, 긴장성 두통을 예방할 수 있다.

약국 브랜딩 연구소

DRUG MUGGER

복용 약물		부족해지는 영양소	

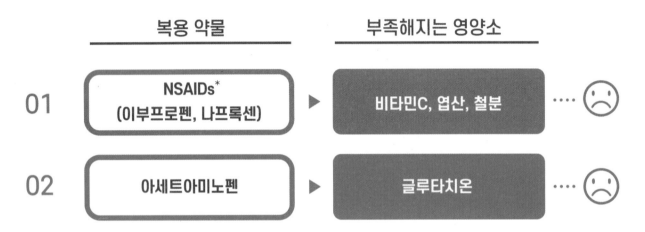

01　NSAIDs* (이부프로펜, 나프록센) ▶ 비타민C, 엽산, 철분 …… ☹

02　아세트아미노펜 ▶ 글루타치온 …… ☹

☑갱년기 관절통과 근육통 치료제를 장기 복용하는 경우 특정 영양소가 고갈될 수 있다.
NSAIDs의 경우 비타민C, 엽산, 철분이 부족해질 수 있다. 아세트아미노펜의 경우
글루타치온이 부족해지기 쉽다.

→ 결핍되기 쉬운 영양소를 보충한다.

*NSAIDs: 비스테로이드성 소염진통제

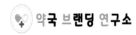
약국 브랜딩 연구소

1. What is Menopausal Arthritis? | Treatment and Prevention | Fortis Escorts Hospital Delhi - https://www.fortisescorts.in/blog/menopause-and-arthritis-related-issues-in-women

2. Menopausal Arthritis: What's the Connection? - https://www.healthline.com/health/menopause/menopausal-arthritis

3. Hand osteoarthritis, menopause and menopausal hormone therapy - PubMed - https://pubmed.ncbi.nlm.nih.gov/26471929/

4. https://www.mymenopausecentre.com/knowledge/hormone-replacement-therapy/

5. https://arthritis-research.biomedcentral.com/articles/10.1186/ar2791₩

6. 약물치료학

7. DRUG MUGGERS - SUZY COHEN

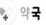
약국 브랜딩 연구소

갱년기
뼈건강

박진영 약사

약국브랜딩연구소

 약국 브랜딩 연구소

고운맘으로 공부하고 나눠주는 삶을 위하여

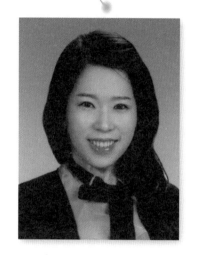

고운맘약사 박진영

블로그: 고운맘약사의
놀고 배우고 살아가는 이야기

안녕하세요. 고운맘약사입니다. 항상 건강에 자신하고 활기차던 엄마가 갱년기 여러 증상들을 겪으면서 힘들어하시던 모습을 보았습니다. 갱년기는 여성에게 매우 중요한 전환점이 됩니다. 이 가이드북이 갱년기를 지나고 있는, 그리고 앞으로 갱년기를 맞이할 많은 분들에게 도움이 되기를 바랍니다.

여성 갱년기와 뼈 건강

*아무 증상도 없는데 골다공증 진단을 받았다고?

- 골다공증은 비록 골량이 줄어들었더라도 대부분 무증상인 경우가 많다.
- 그러나 골량이 줄어들면서 작은 충격에도 골절이 생기기 쉽고
  골절에 의해 통증이 발생할 수 있다.

*여성의 갱년기는 뼈 건강의 중요한 전환점

- 여성의 경우 약 30세를 기점으로 골밀도가 감소된다.
- 특히 여성의 갱년기에는 10배 정도
  골감소가 가속화된다.

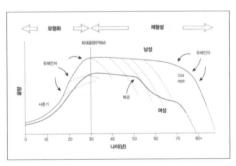

▲ 연령에 따른 골량의 변화 ©독서신문

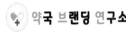

뼈의 리모델링과 항상성

*골재형성 과정

- 뼈에서는 오래된 뼈가 없어지고 새로운 뼈가 생성돼 오래된 뼈를 대체하는
  골재형성 과정이 끊임없이 반복된다.

- 정상인의 경우 뼈 형성과 뼈 흡수가
  균형을 이룬다.

- 뼈 형성보다 뼈 흡수가 우세하게 이루어질 경우
  골다공증으로 이어진다.

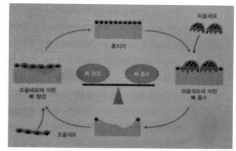

<뼈의 리모델링과 항상성>
출처_일반의약품 완벽 가이드3

약국 브랜딩 연구소

폐경 후 골다공증에 영향을 주는 요인

*에스트로겐의 감소

• 폐경 후 에스트로겐의 감소는
  ①골흡수를 증가시키는 인자를 촉진,
    골형성을 증가시키는 인자를 감소시킴

  ②또한 파골세포의 수를 증가시킴으로써 골소실을 유발함

*대표적인 골다공증 악화 약물

약물	원인
항경련제(페니토인, 카르바마제핀, 바르비탈염)	비타민D 결핍
부신피질호르몬	조골세포 합성 억제, 파골세포 생성 촉진
PPI, H2수용체길항제, 알루미늄 함유 제산제, 인산염	칼슘 흡수 감소

약국 브랜딩 연구소

골다공증 치료약물 - Bisphosphonate

Bisphosphonate

종류 -알렌드로네이트, 이반드로네이트, 리세드로네이트

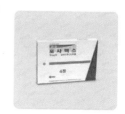

약효 -뼈를 구성하는 칼슘과 결합하여 뼈나 치아의 구조를 견고하게 해준다.
-파골세포를 억제하여 뼈에서 칼슘이 빠져나가는 과정을 억제한다.

**주의
사항** -아침에 일어나자마자 물과 함께 복용
-30~60분간 눕거나 다른 음식 복용 금지
-제산제, 칼슘제, 철분제, 마그네슘 보충제와 최소 2시간 간격 확보
-혈중 칼슘 감소를 유발할 수 있기 때문에
2시간 이후 칼슘을 추가로 복용 권장

사진출처 : 약학정보원

약국 브랜딩 연구소

골다공증 치료약물 – SERM

	SERM(선택적 에스트로겐 수용체 조절제)
종류	-바제독시펜, 랄록시펜
약효	-뼈에서 에스트로겐 효능을 나타내어 폐경 후 여성에서 골다공증을 예방해 준다. -유방암과 자궁내막암의 위험이 적다.
주의사항	-식사와 상관없이 복용 -정맥혈전증 위험이 있으므로 장기간 앉아있는 것을 피한다. -간기능부전 등 다른 질환이 있는 경우 의료진에게 미리 알린다.

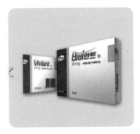

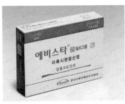

사진출처 : 약학정보원

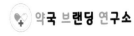
약국 브랜딩 연구소

골다공증 치료약물 – 칼슘

☑ 칼슘염의 형태

	종류	특징
합성	탄산칼슘, 인산칼슘	-위산이 있어야 흡수 증가 -> 식사와 함께 복용
	구연산칼슘, 젖산칼슘 글루콘산칼슘	-위산과 흡수 상관 없음 -> 식사와 상관없이 복용
천연	우골칼슘, 패각칼슘, 난각칼슘, 유청칼슘, 해조칼슘 등	-흡수율이 높고 위장장애 부작용 적음. -미량 원소 포함

☑ 주의사항

-1회 500mg 이하로 복용 시 체내 흡수율 증가한다.
-> 하루에 2~3회 분할 복용

-변비 예방 위해 충분한 수분, 식이섬유 섭취 필요

-녹차, 홍차는 칼슘의 흡수를 감소시키고, 술, 커피는 칼슘의 배설을 증가시킨다. -> 칼슘제와 함께 복용 금지

약국 브랜딩 연구소

골다공증 치료약물 – 비타민D

☑ **비타민D의 다양한 역할**
- 뼈의 형성과 칼슘의 항상성 유지
- 칼슘과 인의 혈중 농도를 적절하게 유지
- 근수축, 세포의 분화, 면역조절 등에 관여

☑ **비타민D의 종류**

종류	특징
D2 (에르고칼시페롤)	-식물성 식품에 존재
D3 (콜레칼시페롤)	-동물성 식품에 존재 -생체이용률, 효과 지속시간 김
알파칼시돌	-합성비타민으로 비타민D의 중간활성물질 -주로 만성신부전환자에게 사용

☑ **비타민D의 복용방법**   식사량이 가장 많은 때의 식사 직후나 식사 중 복용

약국 브랜딩 연구소

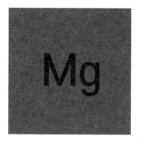

Mg	Vit.K	Vit.C
칼슘의 흡수에 영향을 줌	칼슘이 뼈로 이동하는 데 영향	뼈의 콜라겐 형성에 영향

약국 브랜딩 연구소

골다공증 비약물요법

 규칙적인 운동
-산책, 조깅, 자전거 타기, 등산 등을 주 3회 정도

 금연
-흡연은 에스트로겐의 부족을 유발하여 골밀도를 저하시킴

 과음 금지
-장기간의 음주는 칼슘, 비타민D, 마그네슘의 영양 결핍 유발

 충분한 햇빛 쬐기
-햇빛은 비타민D의 합성 증가시킴

 칼슘이 많은 음식
-요구르트, 우유, 치즈, 멸치, 새우, 조개, 굴, 녹색채소, 아몬드, 달걀 등

 Vit-D가 많은 음식
-우유, 버터, 기름진 생선, 요구르트, 오렌지주스, 달걀 등

 약국 브랜딩 연구소

참고문헌

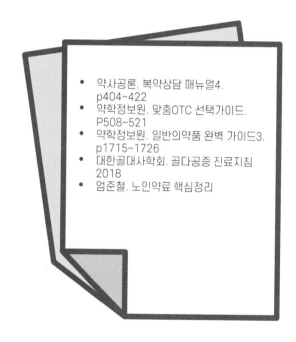

- 약사공론. 복약상담 매뉴얼4. p404~422
- 약학정보원. 맞춤OTC 선택가이드. P508~521
- 약학정보원. 일반의약품 완벽 가이드3. p1715~1726
- 대한골대사학회. 골다공증 진료지침 2018
- 엄준철. 노인약료 핵심정리

약국 브랜딩 연구소

갱년기 우울증

정유진 약사

약국브랜딩연구소

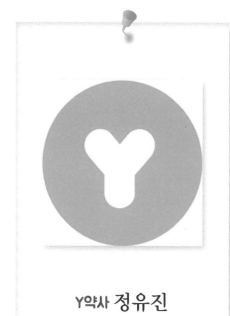

Y약사 정유진

WHY?
근거를 파고드는 약 이야기

3년차 근무약사

목표: 끊임없이 공부하는 약사되기

블로그: WHY pharmacy

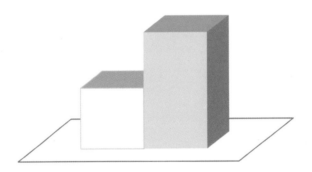

- 갱년기 이전 여성 중 28~31%, <u>갱년기 전후 여성 중 45~68%가 우울증상을 경험하곤 한다.</u>

- 2015년 건강보험심사평가원이 5년간(2009~2013년) 우울증 진료 환자를 분석한 결과 <u>여성 우울증 환자의 36.9%가 40-50대 중년여성</u>인 것으로 나타났다.

약국 브랜딩 연구소

증상/진단

- 미국정신의학회에서 발간한 정신장애의 분류 및 진단 절차인 DSM-5 (2013)에서는 <u>주요우울장애(우울증의 대표적 형태)에 갱년기 우울증을 포함시키고 있다.</u> 갱년기 우울증만의 특징적인 증상은 없는 것으로 알려져 있다.
- 다음 중 <u>5가지 이상의 증상</u>이 <u>최소 2주간 거의 매일 지속</u>되어 사회생활/직업에 지장을 주고 있으며 다른 약물/질병에 의한 것이 아니어야 한다.

    ✓ 거의 하루종일 지속되는 우울한 기분
    ✓ 거의 하루종일 거의 모든 활동에서 흥미나 즐거움의 감소
    ✓ 현저한 체중감소/증가(1개월에 5% 이상의 체중 변화), 식욕감소/증가
    ✓ 불면/수면과다
    ✓ 정신운동 흥분/지체
    ✓ 피로, 에너지 상실
    ✓ 무가치감, 과도/부적절한 죄책감
    ✓ 사고력/집중력의 저하, 결정 곤란
    ✓ 반복적인 죽음에 대한 생각, 자살 시도, 자살 시도에 대한 구체적 계획

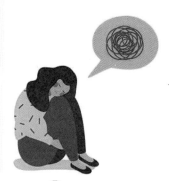

원인

"폐경은 우울을 유발하는가?"라는 질문에 대한 답은 아직 확정되지 않은 상태이다.

- 에스트로겐 감소 → <u>세로토닌 감소</u> → 우울, 불안, 초조, 긴장, 짜증, 신경과민 등

- Domino theory : 여성호르몬의 급격한 변화
  → <u>혈관운동증상 (안면홍조, 발한)</u>
  → 불면증
  → 우울증

약국 브랜딩 연구소

위험요인

정신건강 요인	심리사회적 요인
• 우울증 병력 (발병확률: 우울증 병력 **有** 59% vs **無** 28%) • 현재 항우울제 사용 • 불안 • 월경 전 우울 증상	• 스트레스를 주는 인생의 사건 (배우자/부모의 질병/사망, 자녀의 독립 등) • 사회적 지위의 변화 • 부모 부양 & 자녀 양육의 이중적 책임

약국 브랜딩 연구소

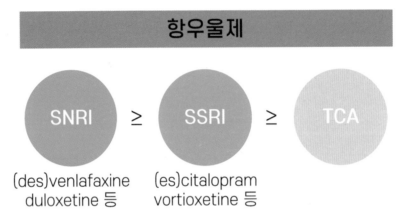

항우울제

SNRI ≥ SSRI ≥ TCA

(des)venlafaxine
duloxetine 등

(es)citalopram
vortioxetine 등

- desvenlafaxine만이 폐경 전후 우울증 여성을 대상으로 한 대규모 무작위 위약 대조 시험에서 연구되고 효과가 입증되었다.

  50 mg, 100-200 mg로 단기 치료 시 위약에 비해 우울 증상이 유의하게 개선되는 것을 확인할 수 있었다.

- 약제 선택은 환자의 병력, 약물에 대한 반응 등을 종합적으로 고려하여 이루어진다.

약국 브랜딩 연구소

에스트로겐

- 단독으로 갱년기 우울증에 사용하기에는 FDA 승인을 받지 않았으며
임상적 증거가 불충분하다.
하지만 혈관운동증상 등 다른 증상 동반 시 항우울제와 병용하면 도움이 될 수 있다.

- 기전 : MAO의 파괴 ↑ → 세로토닌의 대사 ↓ /
트립토판의 세포내 이동 ↑ → 세로토닌으로의 대사 ↑
(MAO : Monoamine Oxidase.
세로토닌, 노르에피네프린과 같은 모노아민 신경전달물질을 산화하여 분해하는 효소)

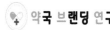

일반의약품

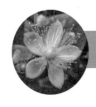 세인트존스워트 (히페리시 추출물)

- 기전 : 세로토닌 재흡수 억제제로 작용 ("Happy Herb")

- 근거 : 일부 연구에서는 전문의약품 항우울제와 동등한 효과가 있는 것으로
  나타났으나 위약 대조군에 비하여 차이를 나타내지 않았다는 연구 결과도 존재한다.

- 복용법 : 300mg을 일 3회씩 최대 6개월 간 복용 → 유지요법으로 일 1~2회씩 복용

- 부작용: 드물게 (특히 피부가 흰 사람에게서) 광과민 반응 / 피로, 불안 / 위장장애

약국 브랜딩 연구소

일반의약품

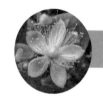

세인트존스워트 (히페리시 추출물)

- 약물 상호작용
- 이 약은 CYP-450를 유도하므로 이 효소에 의해 대사되는 의약품의 혈중농도를 감소시킬 수 있다.

항레트로바이러스제, 면역억제제, 세포증식억제제, 항응고제, 강심제,
기관지확장제, 부정맥약, 항경련약, 진정수면제, 피임약

- 다른 항우울제와 병용 시 세로토닌 증후군을 유발할 수 있다.
  (증상: 빈맥, 고혈압, 고열, 발한, 동공확장)

약국 브랜딩 연구소

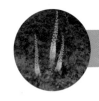 승마 추출물

- 단독으로 우울증에 직접적 효과가 있다기보다는 혈관운동증상을 완화시켜줌으로써 우울증 개선과 기분변화(신경질/과민성)에 도움이 될 수 있다.

- 부작용
- 간손상 (황달, 상부 위의 복통, 구역구토, 피로, 진한 뇨)
- 출혈, 혈압변화 (⇒ 항혈전제, 고혈압약과 병용 주의)

약국 브랜딩 연구소

비약물요법

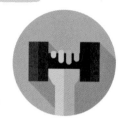

하루 5분 이상 걷기부터 시작해서 시간을
점차 늘려가며 주 150분 이상 중간 강도의
운동하기

매일 일정한 시간에 잠자리에 들고 전자기기
사용을 피하면서 20분 내로 잠에 들지 않을 경우
일어난 뒤 다시 시도하기

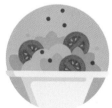

비타민이 풍부한 신선한 채소/과일과
오메가3가 풍부한 생선/견과류를 먹고
붉은육류나 트랜스지방/당분이 높은 음식 피하기

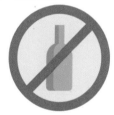

알코올 섭취는 우울증 위험을 높이고 증상을
악화시킬 수 있으므로 금주하고 필요시 전문 치료
받기

약국 브랜딩 연구소

참고문헌

- 오한진 (2010). 갱년기 여성의 스트레스; 원인과 대책. 대한가정의학회, 31(110).
- 채명옥, 전해옥, 김아린 (2016). 한국 중년여성의 비약물적 우울중재연구: 체계적 문헌고찰. 한국산학기술학회논문지, 17(3): 638-651.
- Afshar S (2019). The Efficacy of Herbal Medicines on Anxiety and Depression in Peri- and Postmenopausal Women: A Systematic Review and Meta-analysis. Post Reproductive Health, 25(3):131-141.
- Griffin RM (2021). St. John's Wort. https://www.webmd.com/depression/supplement-guide-st-johns-wort
- Maki PM (2019). Guidelines for the Evaluation and Treatment of Perimenopausal Depression: Summary and Recommendations. Journal of Women's Health, 28(2).
- Peterson B, Nguyen H (2021). St. John's Wort. https://www.ncbi.nlm.nih.gov/books/NBK557465/
- Seymour T. (2020). What to know about avoiding depression. https://www.medicalnewstoday.com/articles/320502
- Wilson DR (2017). Uses and Side Effects of Black Cohosh for Menopause. https://www.medicalnewstoday.com/articles/317530

 약국 브랜딩 연구소

갱년기 불면증

권주희 약사

약국브랜딩연구소

약국 브랜딩 연구소

불면증 원인

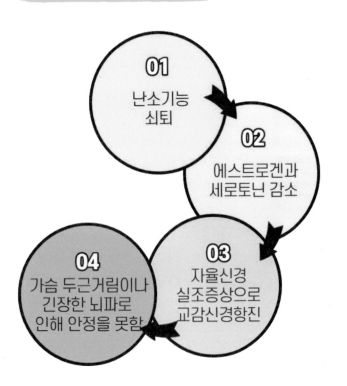

01 난소기능 쇠퇴

02 에스트로겐과 세로토닌 감소

03 자율신경 실조증상으로 교감신경항진

04 가슴 두근거림이나 긴장한 뇌파로 인해 안정을 못함

 갱년기 불면증은 보통 갱년기 이후 수개월간 급성으로 나타난다.

 갱년기로 인한 안면홍조, 발한, 상열감 등 신체증상도 불면의 원인이 될 수 있다.

 심리적 변화(우울함, 불안, 초조함 등)로 인해 잠을 자지 못하는 경우도 많다.

약국 브랜딩 연구소

불면증 유발할 수 있는 약

약물	- 항우울제(Bupropion, Fluoxetine, Venlafaxine) - 항경련제 - 고혈압약(Methyldopa, Clonidine) - 식욕억제제(Phentermine) - 부신피질 호르몬제 - 베타아드레날린 효능제(Albuterol) - 베타차단제(Propranolol) - 비충혈제거제(Pseudoephedrine, Phenylephrine) - 취침 전 이뇨제 복용 - 경구용 피임약 - 갑상선 제제 - Theophylline

약국 브랜딩 연구소

갱년기 불면증 해결법

☑ 미국정신의학협회에서는 불면증을 1) 잠에 들기가 어렵거나,
2) 잠을 유지하기가 어렵고, 3) 아침에 일찍 깨는 증상이 주 3회 이상 3개월
이상 지속될 때로 정의하고 있다.

☑ 여성호르몬제(전문약) 및 식물성 여성호르몬(일반약 및 식품)이 효과적이다.
→ 다른 페이지에 정리된 갱년기 전문약 및 일반약 참조.

☑ 여성호르몬제를 복용할 수 없거나, 복용하여도 호전되지 않는 경우
→ 불면증 관련 전문의약품, 일반의약품 및 영양요법을 시도한다.

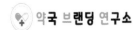

불면증 – 전문의약품 (향정신성) → 멜라토닌 감소 유발 (드럭머거)

	제품명	성분	특징	비고
Non-BDZ계	스틸녹스정 졸피뎀정	Zolpidem	-작용이 빨라 취침 직전에 복용한다. -약물 복용 후 기상전까지 7~8시간 간격을 둔다. (어지러움, 졸림 유발) -1회 치료기간은 최대 4주이다.	-BDZ계 수면제에 비해 금단증상이나 내성 및 의존성이 상대적으로 적다.
	조피스타정	Eszopiclone		
BDZ계	달마돔정	Flurazepam	-장기간 사용시 의존성 유발한다.	-수면 잠복기 감소, 수면 중 각성 횟수 감소, 총 수면시간 증가에 효과적이다. -장기 복용 시 내성과 심리적 의존성 위험하다.
	할시온정 (공급중단) 졸민정	Triazolam	-장기간 사용시 의존성 유발한다. -최대 2~3주를 넘지 않도록 복용한다.	

불면증 – 전문의약품 (비향정신성)

제품명	성분	특징
사일레노정	Doxepine	-취침 전 30분 이내에 복용한다. -식후 3시간 이후 복용한다. -졸림,진정,어지러움,구역,입마름,고혈압 등의 이상 반응을 주의한다.
서카딘 서방정	Melatonin	-취침 1~2시간 전 복용한다. -13주까지 투여 가능하다. -55세 이후 비보험 적용된다.

약국 브랜딩 연구소

불면증 – 일반의약품

구분	성분	복용법	비고
항히스타민제	Diphenhydramine	취침 전	-장기간 복용할 경우, 진정효과에 대한 내성이나 금단증상이 있을 수 있으므로 7~10일 이상 연속 복용하지 않도록 한다.
	Doxylamine	취침 전	
생약제제	길초근 + 호프 건조엑스	취침 전	-효과가 바로 나타나진 않고, 1주일 이상 복용해야 한다.
한방제제	산조인탕 (산조인 + 지모 + 복령 + 감초 + 천궁)	1일 3회	-산조인과 지모는 완하 작용이 있으므로, 설사가 있거나 대변이 묽을 때는 주의한다.
	천왕보심단 (주성분이 생지황)	취침 전	-심장의 기력을 보충해주는 역할을 하므로 1주일 이상 장기복용이 효과적이다.

약국 브랜딩 연구소

불면증 – 영양요법

비타민 D
멜라토닌 생성에 필요한
세로토닌 합성을 돕는다.
즉, 멜라토닌의 재료이다.

유산균
멜라토닌은 장에서도
생성되기 때문에
장 내 건강이 중요하다.

마그네슘, 철, 칼슘, 엽산
근육을 이완시켜주고,
신경전달 기능을 도와
불면을 해소해준다.

레시틴, 감마올리자놀
자율신경 안정화작용으로
교감신경과잉을
조절시켜준다.

 전문의약품 수면제를 복용하는 환자는 <u>드럭머거</u>로 멜라토닌이 부족해지기에 비타민D와
유산균 복용이 추천된다. (<u>드럭머거</u> : 복용 약으로 인해 특정 영양소가 소실되는 현상)

약국 브랜딩 연구소

불면증 – 생활요법

수면 수칙

☑ 침대에서 잠자는 이외의 행동은 하지 않는다.

☑ 정해진 시간에 잠을 자고, 매일 같은 시각에 일어나서 규칙적인 수면습관을 유지한다.

☑ 침실을 덥지도 춥지도 않게 쾌적하게 하고, 주변 소음과 빛을 차단한다.

☑ 매일 규칙적인 운동을 하되 취침 전 2~4시간 내에는 하지 않는다.

☑ 저녁에는 과식하거나 굶지 않으며, 취침 전 2시간 내에는 식사하지 않는다.

☑ 잠자기 4~6시간 전에는 카페인, 알코올, 담배를 피한다.

☑ 자기 전 긴장을 풀 수 있는 활동을 하거나 따뜻한 물로 목욕하거나 족욕을 한다.

☑ 잠이 오지 않으면 억지로 잠자리에 누워 있지 않는다.

약국 브랜딩 연구소

수면에 도움되는 음식

	효능	음식
멜라토닌	밤에 분비되어 생체리듬을 조절하며 자연적인 수면을 유도한다.	우유, 콩, 토마토, 바나나, 상추, 체리, 귀리, 샐러리
트립토판	세로토닌의 전구체로 작용한다. 뇌를 진정시키고 깊은 수면을 유도한다.	우유, 콩, 두부, 참깨, 견과류
감마-오리자놀 등의 피토스테롤	각성과 관련된 히스타민 수용체를 억제해 입면시간 감소하고, 수면시간 증가시킨다.	미강(쌀겨) 주정 추출물
플로로타닌	중추신경계의 벤조디아제핀 수용체를 활성화시킴으로써 수면을 유도한다.	감태 추출물
레시틴	수면 중에 우세하게 작동하는 부교감신경을 활성화하여 정신을 안정시킨다.	콩, 두부, 달걀

 약국 브랜딩 연구소

참고문헌

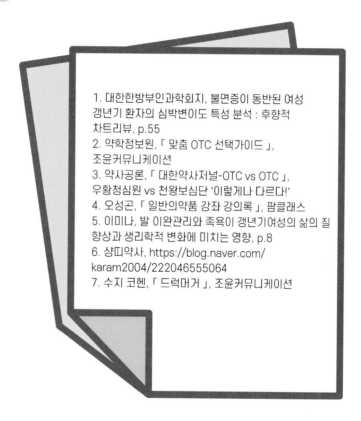

1. 대한한방부인과학회지, 불면증이 동반된 여성 갱년기 환자의 심박변이도 특성 분석 : 후향적 차트리뷰, p.55
2. 약학정보원,「 맞춤 OTC 선택가이드 」, 조윤커뮤니케이션
3. 약사공론,「 대한약사저널-OTC vs OTC 」, 우황청심원 vs 천왕보심단 '이렇게나 다르다!'
4. 오성곤,「 일반의약품 강좌 강의록 」, 팜클래스
5. 이미나, 발 이완관리와 족욕이 갱년기여성의 삶의 질 향상과 생리학적 변화에 미치는 영향, p.8
6. 샹띠약사, https://blog.naver.com/karam2004/222046555064
7. 수지 코헨,「 드럭머거 」, 조윤커뮤니케이션

약국 브랜딩 연구소

갱년기
피부건조, 탈모

고영림 약사

약국브랜딩연구소

 약국 브랜딩 연구소

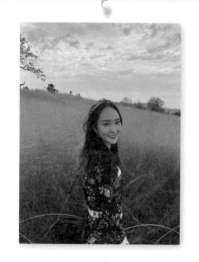

리미약사 **고영림**

정리요정 리미약사

피부건강, 여성건강에 관심이 많은

뷰.관.약 리미약사입니다

#피부건강 #여성건강 #뷰티

피부 건조란

☑ 여러 원인으로 인해 **피부 수분이 10%이하로 떨어지는** 상태.

☑ 건조함으로 인해 불편감을 느낄 수 있는 피부의 상태.

☑ 피부표면 지질 감소와 더불어 천연보습성분의 감소로 피부가 하얗게 일어나거나
울긋불긋해지며 가려움증이 생기고 심한 경우 갈라지기까지 하는 피부 상태.

피부가 건조해지는 원인

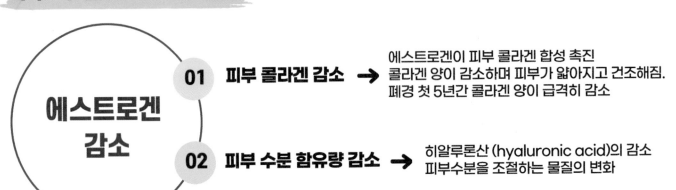

에스트로겐 감소

01 피부 콜라겐 감소 → 에스트로겐이 피부 콜라겐 합성 촉진
콜라겐 양이 감소하며 피부가 얇아지고 건조해짐.
폐경 첫 5년간 콜라겐 양이 급격히 감소

02 피부 수분 함유량 감소 → 히알루론산 (hyaluronic acid)의 감소
피부수분을 조절하는 물질의 변화

약국 브랜딩 연구소

피부 건조 증상

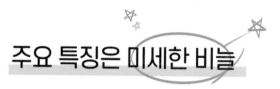

주요 특징은 미세한 비늘

1) 주로 사지에 발생; 특히 정강이 부근
2) 전신적인 소양감과 동반.
3) 심해지면 작은 흰 비늘 같은 각질이 일어나게 되고 나중에는 피부상피에 균열이 생기게 돼 앉거나 몸을 펴는 등의 자세를 취할 때 마치 피부가 트는 것처럼 가렵고 따가움을 느끼게 된다.

갱년기 피부 건조 Check List

 얼굴이 당겨서 웃는 것도 힘들다.

 팔목, 팔꿈치, 배 부분 피부가 바싹 말랐다.

 밤이 되면 가려운 증상이 심해진다.

 폐경 이후 증상이 나타났거나 심해졌다.

 몸에 각질이 일어난다.

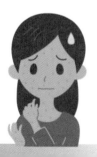

약국 브랜딩 연구소

피부 건조함 해결하기

 보습제 사용, 생활습관 개선이 중요

보습제 바르기

샤워 후 3분 이내로 보습제 바르기
건조함을 느낄 때 수시로 바르기
보습력 좋은 성분을 함유한 로션 사용

생활습관 개선

가려워도 긁지 않기
자외선 노출 피하기
충분한 수분 및 비타민 섭취
샤워는 하루 한번 15분 이내로

피부건조 해결

호르몬 치료

표피지방 증가 & 수분 함유능 증가
피부가 얇아지는 현상 감소
전반적인 피부 노화를 감소
외용제도 콜라겐 생성에 도움이 된다

증상 완화 약물
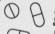

소양감 등 증상이 심한 경우 증상완화 위해
항히스타민제 스테로이드 외용제 사용.
스테로이드는 장기간 사용하지 않도록 주의

약국 브랜딩 연구소

건조한 피부를 위한 생활습관

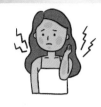

피부 관리법	1) 가려워도 긁지 않는다. → 항히스타민제, 보습제로 완화. 2) 수분막을 형성해 유해 환경으로부터 방어할 수 있는 고보습 제품을 사용한다. 3) 하루 7~8컵의 물을 마셔 수분 섭취한다. 4) 때 미는 목욕, 음주, 흡연은 피하는 것이 좋다. 5) 실내 습도를 40~60%로 유지한다.
목욕 습관	뜨거운 물은 피하고 체온 정도의 미지근한 물로 씻는다. 가급적 짧은 시간 내에 (15분 이내) 샤워를 끝낸다. 샤워 후 타올로 피부를 두드리듯 물기를 닦고 수분이 날아가기 전 보습제를 바른다. 1~2일에 한 번 이상은 하지 않는다.
도움이 되는 영양소 섭취	1) 필수지방산 섭취: 오메가 3는 피부의 유분 방어막을 형성하고, 수분 보유량을 유지하는데 도움이 된다. 2) 비타민 C 섭취도 도움이 된다.
자외선 차단제 바르기	건조한 피부, 주름, 점, 피부 종양은 대부분 태양으로부터 유발되므로 UVA와 UVB 차단이 되는 15 이상의 자외선 차단제가 필요하다. 가능하면 태양에 장기적으로 노출되는 것을 피하고, 날씨가 흐리더라도 자외선 차단제를 꼭 바른다.
순한 비누 사용	향이 강하고 세정력이 너무 강한 비누는 몸이 꼭 필요한 유분을 제거해 피부를 더 가렵고 건조하게 할 수 있으니 주의한다.

약국 브랜딩 연구소

보습제에 들어있는 성분

세라마이드(ceramide)	피부 표피의 세포간지질 구성 성분 중 가장 많음. 손실되는 수분 차단하고 유해물로부터 방어하여 피부장벽에 도움.
히알루론산(sodium hyaluronate)	히알루론산 분자는 물을 잘 끌어당김. 점성이 커서 세균 침입을 방지함.
글리세린(glycerin)	보습제로 가장 많이 사용한다. 보습력이 우수하나 많이 사용할 경우 끈적임이 심하게 남으며 피부 발적 유발 가능.
스쿠알란(squalane)	피지 구성성분과 비슷하여 피부 장벽에 도움. 스쿠알렌에 수소를 첨가. 스쿠알렌은 피부 지질층에서도 매일 조금씩 분비됨.
프로필렌글라이콜(PEG)	수분 흡수하는 성질로 글리세린 대용으로 사용. 피부자극이 높아 알레르기 유발 사례 보고됨.
알란토인(allantoin)	피부 진정 및 완화, 건조한 환경에서 손상된 피부의 재생목적으로 쓰임
호호바오일	호호바 열매에서 얻은 액상의 왁스. 인체 피지와 유사하여 피부 친화성이 우수하다. 피부 침투성이 좋아 흡수가 빠르다. 민감성 피부 제품이나 마사지 오일에 많이 사용하나 사용감이 무거운 단점이 있음.
시어버터(shea butter)	시어트리 열매에서 추출한 보습 성분. 알란토인 등 보습 성분이 풍부하다. 특유의 향은 호불호가 갈리는 편.

약국 브랜딩 연구소

여성형 탈모란

☑ 주로 나이 든 여성에서 모발이 가늘어지고 모발 수가 줄어드는 증상
  대부분 윗머리 부위에 나타난다.

➡ 그러나 남성형 탈모와는 달리 앞머리선의 후퇴는 보이지 않고 탈모부위가 완전한 모발
  소실로 진행되지도 않는다.

➡ 폐경 이후 증가하는 양상을 보이며 폐경 이후 여성의 약 2/3에서 탈모 증상이
  나타난다.

갱년기 탈모의 원인

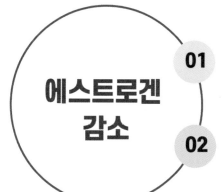

에스트로겐
감소

01 모발에 대한 Estrogen 작용 ➡ Estrogen은 모발을 성장시키고
      감소   모발이 빠지지 않게 한다.

02 Testosterone 증가 ➡ 에스트로겐이 감소하면서 상대적으로
                          Testosterone이 초과 공급되어 탈모를 유발

약국 브랜딩 연구소

여성형 탈모 주요 증상

이마-머리 경계선이 그대로 유지되는 상태에서 정수리 모발이 가늘어지고 소실되며
점점 주변으로 퍼지는 형태로 나타난다. 완전하게 탈모가 되는 경우는 드물다.

여성형 탈모 진단

☑ 탈모 초기: Olsen 분류 기준
   상당히 진행된 단계: Ludwig scale

Ludwig scale 단계

I 형	두정부의 모발이 인지 가능할 정도로 가늘어지고 일부 소실이 있는 형태
II 형	두정부에서 미만성 탈모로 인한 중등도 모발 수의 감소를 보임
III 형	두정부의 모발이 거의 전체적인 완전 탈모를 보임.

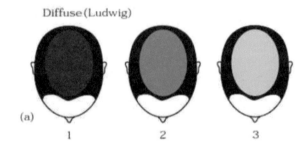

Diffuse (Ludwig)

(a) 1   2   3

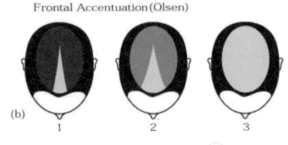

Frontal Accentuation (Olsen)

(b) 1   2   3

약국 브랜딩 연구소

여성형 탈모 해결하기

국소 외용제

Topical Minoxidil
Topical Alfatradiol
0.1% tretinoin

경구 복용약

항안드로겐 제제
; Dutasteride Finasteride flutamide
Spironolactone Cyproterone
기타; 경구 Minoxidil

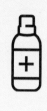

여성형 탈모 치료

영양소 섭취

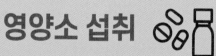

철분 엽산 비타민 B6 비타민 B12
Biotin 아연 구리 비타민 C 등

모발이식

이식된 모발들은 1~2개월 내에 다 탈락하고
다시 자라기 시작하여 6개월 정도
되면 뚜렷한 발모 효과가 나타남

약국 브랜딩 연구소

☑ 국소 외용제

성분	용법	특징
Minoxidil	1일 2회 폼: 1일 1회	두피가 마른 상태에서 손으로 가볍게 문질러서 바른다. 도포 후 4시간 이후에 수영, 샤워 가능 4개월 이상 사용해야 효과. 최대 효과는 1년 후에. 첫 1달 내 일시적인 탈모 발생 가능.(쉐딩현상) 사용 중단 시 3~4개월에 걸쳐 소실되며 다시 탈모 발생. 부작용: 두피자극, 적용 부위 여드름
17-α-estradiol	저녁 1회 (증상 개선시 2~3일에 1회)	적용 6개월 후부터 치료 효과를 보인다.1년까지는 효과가 계속 증가. 부작용: 미녹시딜과 유사하나 빈도 낮음. 적용법: 어플리케이터는 90도 돌려준다. → 약액이 떨어지지 않게 비스듬하게 하여 어플리케이터 끝부분을 도포할 두피에 닿게 한다. → 똑바로 세워서 1회 약간 세게 눌러 약액이 두피에 스며들게 한다. → 도포 부위를 약 1분간 부드럽게 마사지한다. → 위 과정을 약 4~5회 반복하면 약 3~4ml 약액이 도포된다. → 사용 후 다시 90도로 돌려 닫은 후 세워서 보관한다.
0.1% tretinoin	저녁 1회	두피 각질 탈락 & 새로운 모세혈관 생성 촉진작용. Minoxidil과 병용 시 minoxidil 효과 촉진. 저녁에 minoxidil 바르기 10분 전에 미리 도포.

☑ 경구 복용약

	성분	용법	특징
전문	Dutasteride, Finasteride	1일 1회	폐경 여성이나 더 이상 임신 계획이 없는 탈모가 심한 여성. 여성에게 권고하지는 않으나 Finasteride 2.5mg 이상, Dutasteride에서 일부 효과 있음이 보고 됨.(Finasteride 1mg은 여성에게 효과 X.) Finasteride 경고 : 우울증, 기분변화(자살충동) 부작용 – 공통: 성욕감퇴 발기부전 사정장애 등 　　　　　　Dutasteride: 두통 위장관 불쾌감 및 통증 등
	Spironolactone	1일 50~200 mg 분복	hyperandrogenism이 있는 여성에서 추천. 최소 6개월 이후 효과가 나타난다. 복용 후 어지러울 수 있으므로 자기전 복용. 복용 시 월경불순이 나타날 수 있으나 2~3개월 후 자연 소실 고칼륨혈증 유발 가능. → 정기적인 전해질 검사 필요
	Cyproterone acetate	폐경 여성; 50mg qd	DHT가 수용체에 결합하는 것을 억제하고 progesterone 효과 갖는 약물. 폐경 전, 후 여성 모두 spironolactone과 비슷한 발모 효과가 보고됨. hyperandrogenism, 여드름, 심한 지루가 있는 여성. 주의점: 생리 주기에 따른 요법으로 복용하지 않을 시에는 반드시 피임 용량의존적 부작용: 생리불순, 유방통증, 체중증가, 우울증, 구토

약국 브랜딩 연구소

☑ 영양소 섭취

	성분	용법	특징
일반	약용효모, L-cystine, Keratin, Thiamin, Pantothenate	1일 3회	확산성 탈모(여성형 탈모) 완화. 부작용이 거의 없어 장기간 치료에 적합 부작용: 드물게 위장관 불쾌감, 빈맥, 소양증, 두드러기 설폰아마이드제제와 동시 복용 시 주의 3~4개월 이후부터 효과가 나타남.
	철분(황산 제1철)	1일 1~2회	Ferritin 수치가 낮은 여성 환자에게는 철분 공급이 도움. 혈중 ferritin 20μg/L 이하 여성 탈모 환자에게 사용.
그 외에 도움이 되는 영양소			

철분, 엽산(0.4~0.5mg을 4주간 투여시 호모시스테인 농도를 25% 감소시켜 탈모 방지), 비타민 B6(아연과 함께 DHT 생성 억제, 25~50mg), 비타민 B12(25~100μg), Biotin, 아연, 구리, 비타민 C 등

탈모 치료제 주의사항과 금기

	금기	소아	임부
Finasteride Dutasteride	임신 또는 임신 가능성 있는 여성의 복용, 접촉 금기	18세 미만 금기	금기
Minoxidil 외용제	심혈관계 질환자 두피에 이상이 있는 경우 비안드로겐성 탈모증	18세 미만 금기	금기
알파트라디올 외용제	-	18세 미만 금기	금기
아미노산과 비타민B군 복합제	-	12세 미만 금기	주의
비오틴	날계란과 동시 복용 금기	3개월 미만 금기	주의

약국 브랜딩 연구소

탈모 관리하기

고른 영양 섭취	- 무리한 다이어트나 아침밥 거르는 습관 피해야: 빈혈이나 변비도 모발에 악영향을 끼친다. - 모발 성장 촉진하는 식품: 다시마, 미역 등의 해조류 → 요오드, 글루타민산, 아미노산 - 비타민A,C: 시금치, 당근, 호박, 토마토, 달걀노른자 등에 풍부 - 비타민B군: 참치, 녹황색 채소, 생선
올바른 세발	- 반드시 손톱이 아닌 손가락의 피부로 마사지 하듯이. 반드시 헹굼을 철저히 하기. - 거친 세발은 두피를 손상시켜 염증 유발할 수 있고 모근을 손상시켜 발육을 방해할 수도 있다. - 탈모 전용 샴푸 사용; 징크 피리치온, 덱스판테놀 함유
모발관리	잦은 드라이, 무스나 젤 사용, 나일론으로 만들어진 빗 피하기
금연	최근 연구에 따르면 흡연은 탈모와 관련 있는 대표적인 호르몬들을 모두 증가시키는 것으로 보고됨. 특히 DHT가 13% 증가.

 안드로겐 호르몬은 모낭뿐만 아니라 피지선에도 작용

→ 지루성 피부염 동반하는 경우 많다. 따라서 지루성 피부염도 같이 치료해야 한다.

약국 브랜딩 연구소

1. 대한모발학회, 대한모발학회여성형 탈모증 치료의 대한모발학회 참조지침
2. 김계현, 「 폐경과 피부 」, 대한폐경학회지 제17권 제2호 2011
3. 김성철, 「 여성 탈모증에 대한 합리적 접근법(2)」, 약학정보원 팜리뷰
4. https://chapelhillgynecology.com/what-you-need-to-know-about-hair-loss-during-menopause/
5. https://7dmc.ae/obstetrics-and-gynecology/menopause-eczema/
6. https://www.ncbi.nlm.nih.gov/pmc/articles/PMC4264279/
7. https://www.ncbi.nlm.nih.gov/pmc/articles/PMC3772914/
8. https://www.ksog.org/public/index.php?sub=2&third=2
9.https://www.chosun.com/site/data/html_dir/2016/12/01/2016120100752.html
10.http://kormedi.com/1219317/%ED%8F%90%EA%B2%BD%EA%B8%B0%EC%97%90-%EC%9D%BC%EC%96%B4%EB%82%98%EB%8A%94-%EB%AC%B4%EC%84%9C%EC%9A%B4-%ED%98%84%EC%83%81-4%EA%B0%80%EC%A7%80/
11. https://www.hankyung.com/life/article/202011038233k
12. https://www.korea.kr/news/healthView.do?newsId=148698875
13. 이현숙, 「 갱년기 직접 겪어봤어? 」, 비타북스, 2020년 5월 25일, p.89~92
14. 전임경, 「 맞춤형화장품조제관리사 이론서 상」, 더배움, p.56~66
15. Ruiz-Tagle SA, Figueira MM, Vial V, Espinoza-Benavides L, Miteva M. Micronutrients in hair loss. Our Dermatol Online. 2018;9(3):320-328.
16. 약물치료학. 제4개정. 신일북스
17.http://www.samsunghospital.com/home/healthInfo/content/contenView.do?CONT_SRC_ID=09a4727a8000f36b&CONT_SRC=CMS&CONT_ID=1785&CONT_CLS_CD=00102000100918.
https://www.amc.seoul.kr/asan/healthinfo/disease/diseaseDetail.do?contentId=32470

약국 브랜딩 연구소

갱년기 체중 내장지방 증가

이다은 약사

약국브랜딩연구소

 약국 브랜딩 연구소

꾸준히 노력하는 삶
모두 함께 성장해요

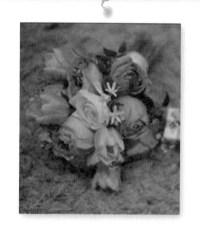

이다은 약사

꾸준히 노력하고 싶어 참여했습니다.
모두 화이팅입니다~!

갱년기 폐경기 체중, 내장지방 증가

폐경 전후 여성들은 여성호르몬의 변화에 의해 대사적 변화가 많이 나타나는 시기이다.

체지방이 증가하여 비만에 노출될 위험이 크고, 중년 여성들의 비만은 관상동맥, 심장질환, 뇌졸중, 당뇨병, 고혈압 등의 성인병 발병과 매우 관련이 높다.

나이가 증가하면서 체지방량이 증가하고 내장지방의 축적이 일어나는데 폐경으로 가속화가 나타난다.

☞ 신체질량지수는 비만을 나타내는 임상적 지표로 사용이 가능하지만 대사증후군의 위험도를 반영하는 지표는 허리둘레이다.

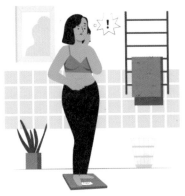

내장지방으로 증가할 수 있는 질환
- 대사증후군의 증가(당뇨병, 고혈압, 고지혈증, 뇌졸중, 협심증 등 심혈관 질환 증가)
- 정신적, 심리적 위축 및 우울증 악화
- 면역력 약화, 유방암, 자궁내막암, 난소암, 췌장암 등 악성 종양 발생 증가

약국 브랜딩 연구소

갱년기 폐경기 체중, 내장지방 증가-원인

01 여성 호르몬 저하로 인한 복부지방 증가 **02** 에너지 소모 감소 **03** 칼로리 섭취 조절의 어려움

1.여성 호르몬 저하로 인한 복부지방 증가

여성호르몬은 지방 축적을 일으키는 지단백 지방분해효소(Lipoprotein Lipase)를 조절한다.
이는 허벅지 지단백 지방분해효소를 활성화시키고 내장지방에서는 억제시켜, 폐경 전에는 지방이 복부보다 허벅지에 더 쌓이게 된다.
폐경이 진행되면서 여성 호르몬에 의해 그동안 억제되었던 내장지방이 증가하고 허벅지 피하지방은 줄어들게 된다.

이런 변화로 인해 폐경 전에는 여성의 심혈관계 질환 발생률이 남성보다 현저하게 적지만, 폐경 후에는 남녀의 심혈관계 질환 유병률은 비슷해진다.
(그 외에 갱년기 여성호르몬 변화로 인한 성장호르몬의 감소, 안드로젠의 과형성, 부신피질호르몬 분비의 증가가 내장지방 축적과 관련있다)

 약국 브랜딩 연구소

갱년기 폐경기 체중, 내장지방 증가-원인

| 01 | 여성 호르몬 저하로 인한 복부지방 증가 | 02 | 에너지 소모 감소 | 03 | 칼로리 섭취 조절의 어려움 |

2.에너지 소모의 감소

나이가 증가할수록 기초 대사량과 신체활동이 감소한다.
게다가 폐경기에는 근육과 같은 제지방량이 감소하고 월경 중지에 따른 황체기 에너지 소비가
소실된다. 또, 지방을 섭취할 때의 열 생성이 감소된다고 한다.

3. 칼로리 섭취

나이에 따라 기초대사량이 감소한 만큼 칼로리 섭취는 줄여야 하지만 노년에서 칼로리 섭취 제한은
쉽지 않다. 폐경이 진행되면서 스트레스에 저항하는 세로토닌이 감소하게 된다. 정제 탄수화물(빵,
밀가루 가공식품), 설탕, 흰밥과 같이 단순당을 섭취하면 세로토닌이 빠르게 증가하기 때문에 결국
탄수화물 식이 조절이 어려울 수 있다.

약국 브랜딩 연구소

갱년기 폐경기 체중, 내장지방 증가-조절방법

효과적이고 활발하게 다뤄지는 갱년기 복부비만 조절방법은 **운동요법과 식이요법**이다.

호르몬요법에 대한 연구도 있으나 그 효용성과 안정성이 아직 확실치 않다.

약물요법은 식이요법이나 운동요법이 충분한 효과가 없을 때 보조적으로 사용하게 된다.

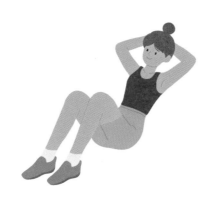 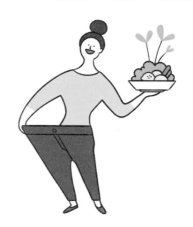

약국 브랜딩 연구소

갱년기 폐경기 체중, 내장지방 증가-조절방법

1. 신체활동의 증가(운동요법)

운동은 피하지방보다 내장지방 분해를 먼저 하기 때문에 복부 지방을 먼저 줄여 준다. 때문에 정기적인 운동은 체중 감소가 없어도 인슐린 감수성을 개선한다.

체중감량을 위해서는 유산소운동과 부하운동을 병행하는 것이 효과적이다. 부하운동은 골밀도 유지 및 증가에도 도움이 된다.

신체활동과 식이요법을 병행할 때 더 효과적으로 콜레스테롤, 중성지방, 저밀도지단백, 공복혈당, 혈압 등을 유의하게 낮출 수 있다.

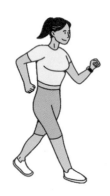

☞ 비만 여성의 경우 주 3회 이상, 60분씩 운동이 권장되는데, 40분은 유산소운동, 15분은 저항운동, 5분은 스트레칭을 해 주는 것이 바람직하다. 갱년기(폐경기) 여성에게 좋은 운동은 빠른 걸음으로 걷기, 수중 보행, 자전거타기, 가벼운 댄스 등이다. 높은 산 오르기, 줄 넘기, 테니스, 배드민턴 등은 관절염을 악화시키고 근골격계 손상을 유발할 수 있으므로 조심해야 한다.

약국 브랜딩 연구소

갱년기 폐경기 체중, 내장지방 증가-조절방법

2.식이요법

폐경으로 체내에 콜레스테롤이 증가하고, 지방산의 산화나 지방섭취 후의 열생성이 감소한다는 연구결과가 있다. 따라서 폐경기 비만에는 지방의 섭취를 줄이는 것이 중요하다.

포화지방산,콜레스테롤과 나트륨의 섭취를 줄이고 식이 섬유의 섭취를 늘리며 과일, 채소, 정제하지 않은 곡류를 많이 섭취하는 것이 좋다.

일일 1200kcal 이하의 식이요법은 갱년기 이후에는 무기질과 단백질의 부족을 가져 오기 때문에 1200~1400kcal/일의 식이요법이 바람직하며, 부족해지기 쉬운 필수지방산, 칼슘 섭취를 충분히 하도록 처방되어야 한다.

이외에 폐경기 이후에 체중감량은 노화를 가중시킨다는 보고가 있어 이를 예방하기 위한 항산화 영양소를 섭취하는 것이 좋다. 비타민 E가 가장 적당한 것으로 추천되고 있다.

필요시 isoflavone을 섭취할 것을 권장하고, 술과 카페인 섭취는 제한할 것을 권고한다.

갱년기 폐경기 체중, 내장지방 증가-조절방법

3.여성 호르몬 대체 요법(HRT)

호르몬대체요법의 시기에 따라 복부지방축적에 미치는 영향이 다르다. 폐경 직후 호르몬 대체 요법을 받은 여성은 호르몬 치료를 받지 않는 여성에 비하여 허리둔부둘레비가 낮지만, 폐경 후 수년이 지난 노년기부터 해당 치료를 받은 여성은 호르몬 치료를 받지 않았을 때와 차이가 없었다. 이것은 폐경 직후의 호르몬대체요법이 복부지방축적을 지연시킬 가능성을 제시하지만 그 효용성과 안정성은 확실치 않아 이에 대한 치료법으로 사용되지 않는다.

4.약물치료요법

약물치료는 식이요법, 운동요법으로 충분한 체중감량이 이루어지지않을 때 보조적인 방법으로 사용된다. 체질량지수가25kg/m² 이상이거나 체질량지수가23kg/m²이상이지만 비만과 관련된 위험인자나 동반 질환이 있는 경우에 사용이 권고된다.

폐경기 이후 비만치료를 위해 약물치료가 요구될 경우 식욕억제제, 지방흡수차단제, 성장호르몬 등을 사용할 수 있다.

보조제로는 이뇨제, 팽창성 변비약, 칼슘과 비타민 D가 있다.

(체질량지수BMI : 체중kg/키m²)

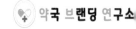

- 아주대학교병원 질병정보, "갱년기 내장지방", ajoumc.or.kr, 2021.10.13.
- 백영아 외3인.한국영양학회지(폐경 여성의 내장지방 및 식사의 질에 미치는 영양 교육의 효과) 2008; 41(7): 634~644
- 백영아 외 4인, 폐경기 여성의 비만관리를 위한 영양과 운동, 한국영양학회 추계학술대회 및 정기총회, 2006.
- 양미성 외 2인, 폐경기 비만의 임상적 의의에 대한 문헌적 고찰, 한방비만학회지 제8권 제2호, 2008:8(2):1-13.
- 한명석, 폐경으로 인한 대사증후군, 대한폐경학회지 제17권 제3호, 2011.

약국 브랜딩 연구소

갱년기 고혈압

2YEOL's PHARMACY 현수열 약사

약국브랜딩연구소

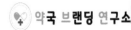

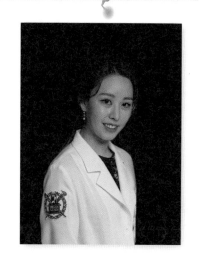

야리약사 현수열

2Yeoli's Pharmacy

블로그 : 야리약사의 4시 50분

꾸준히 발전하는 약사 ✫

발달심리학에서 발달은 전생애를걸쳐 일어나는 신체적 심리적 정신 적 변화를 의미합니다.

다들 거쳐가는 과정이지만 모두에게 조금 다르게 나타나는 변화.

여러분의 발달과정이 조금은 더 순조롭게 일어나는데 도움이 되길 바라며….

갱년기 고혈압 Postmenopausal Hypertension

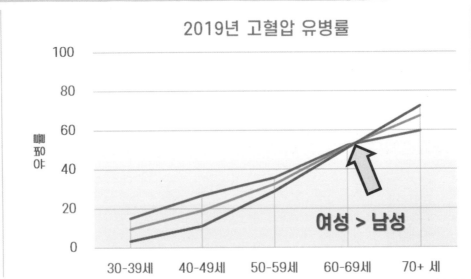

2019년 국민건강영양조사자료에 따르면 60세 이전에는 남성 고혈압 유병률이 여성 고혈압 유병률 보다 높다. 하지만 갱년기 이후 여성의 고혈압 유병률이 빠르게 증가한다. 여성과 남성의 유병률 격차는 더 좁아져 **60세 이후에는 여성이 좀 더 높게 나타난다.**
여성의 갱년기가 혈압에 영향을 주는 이유는 무엇일까?

약국 브랜딩 연구소

갱년기 여성 고혈압의 발생원인 - 에스트로겐 감소>

 남자와 여자 모두 연령이 증가함에 따라 혈압이 상승한다. 체중이 증가하고
혈관탄력성이 감소하기 때문이다. 다른 요소를 다 고려 하더라도 폐경 이후 여성의
고혈압 risk는 약 2배 가량 증가한다. (참고, 갱년기 이후 여성에서는 백의 고혈압
이 빈번하다.) 여러 연구를 통하여 여성 갱년기 고혈압이 발생하는 이유를
폐경에 따른 에스트로겐 감소에서 찾을 수 있다.

Relative increase in
androgen levels

Increase in weight

Activation RAS,
higher renin levels

Higher sympathetic
activity

에스트로겐 감소가
혈압에 주는 영향

Increase in
plasma-endotherlin levels

Increase in
Insulin Resistance

Higher salt sensitivity

약국 브랜딩 연구소

백의 고혈압이란?

평소에는 혈압이 정상이다가 **의사 앞에서 측정할 때 일시적으로 혈압이 상승**하는
형태를 의미한다. 의사들앞에서 혈압이 올라가는 백의 고혈압 현상이 여성에서 더
빈번하게 나타난다고 한다. 따라서 혈압을 스스로 체크하는 것은 필수이다.
혈압은 하루에도 수십 번 오르내린다. 활동하는 정도에 따라 달라지며, 기상 후
활동할 때 상승하고, 취침 전 다시 내려오는 것이 정상이다. 혈압은 계절에 따라서도
변화하며 보통 추운 겨울 혈압이 더 상승한다. 혈압이 조금 올랐다고 해서 절대
조급하게 생각하지 말고 여러 번 안정을 취한 뒤 확인하고 변화가 있으면 주치의에게
알려야 한다.

	수축기혈압(mmHg)		이완기 혈압(mmHg)
정상 혈압	<120	그리고	<80
주의 혈압	120~129	그리고	<80
고혈압전단계	130~139	또는	80~89
고혈압 1기	140~159	또는	90~10
고혈압 2기	≥160	또는	≥100
수축기 단독 고혈압	≥140	그리고	<90

약국 브랜딩 연구소

갱년기 고혈압 관리해야하는 이유는?

생활 요법에 따른 혈압 감소 효과 (수축기/이완기 혈압 mmHg) 대한 고혈압 학회, 진료지침(2018)

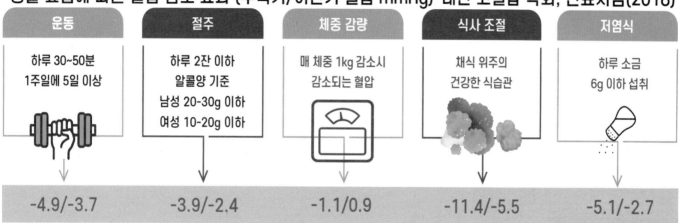

운동	절주	체중 감량	식사 조절	저염식
하루 30~50분 1주일에 5일 이상	하루 2잔 이하 알콜양 기준 남성 20-30g 이하 여성 10-20g 이하	매 체중 1kg 감소시 감소되는 혈압	채식 위주의 건강한 식습관	하루 소금 6g 이하 섭취
-4.9/-3.7	-3.9/-2.4	-1.1/0.9	-11.4/-5.5	-5.1/-2.7

고혈압으로 진단되었지만 증상이 없다고 방치하면 결국 **합병증**이 발생하여
치명적인 결과를 초래할 수 있다.

고혈압 약의 사용에서 남자와 여자의 차이는 없다.

약국 브랜딩 연구소

고혈압 합병증

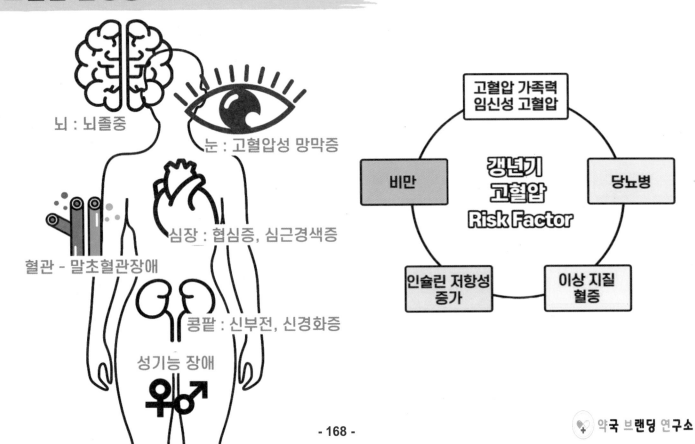

뇌 : 뇌졸중

눈 : 고혈압성 망막증

혈관 - 말초혈관장애

심장 : 협심증, 심근경색증

콩팥 : 신부전, 신경화증

성기능 장애

고혈압 가족력
임신성 고혈압

비만

갱년기
고혈압
Risk Factor

당뇨병

인슐린 저항성
증가

이상 지질
혈중

약국 브랜딩 연구소

참고. 갱년기 고혈압과 호르몬 대체요법

갱년기 여성의 에스트로겐 감소가 혈압에 영향을 준다. 그렇다면 갱년기 증상 개선을 위해 호르몬 대체요법을 하는 것이 고혈압에도 긍정적 영향을 줄까?

고혈압학회의 2018 고혈압 진료지침에 따르면, 호르몬 대체 요법은 심뇌혈관질환 예방효과가 없거나 오히려 심뇌혈관 질환 위험이 증가할 수 도 있다.

폐경기 고혈압 환자에게 호르몬 대체 요법이 금기인 것은 아니다.

갱년기 증상을 완화하기 위해서 호르몬 대체 요법(HRT)를 사용한다면,
적절한 혈압 모니터링을 해야한다.

> **호르몬 대체 요법은 심뇌혈관 예방 목적으로 사용 할 수는 없다.**
> **고혈압 발생 가능성이 있는 여성은 호르몬 대체 요법 사용 후**
> **초기 몇 달 동안 혈압을 유심히 관찰 할 필요가 있다.**

약국 브랜딩 연구소

참고. 최근 연구 사례 – HRT를 시작하는 시기가 중요 하다고?

> **Timing hypothesis** : 폐경기 시작되고 빠른 시간 내에 HRT(호르몬 대체 치료)를 시작한다면 심혈관계 질환 발생 위험이 오히려 감소 할 수도 있다는 이론

폐경기 전 여성에서 에스트로겐은 혈관을 이완시키는 역할을 한다. 폐경이행기때부터 여성의 혈관에서 죽상동맥경화가 시작된다. 동맥경화가 일어난 혈관에 폐경기 이후 여성호르몬이 작용하면 오히려 혈관염증반응과 혈관 수축 인자들을 분비시킨다. 이것이 HRT를 사용할 때 심혈관계 질환 발생 확률이 증가하는 이유 중 하나였다.

- 하지만 여러 연구들에서 <u>일부 나이 군을 따로 분리해서 분석</u>해보니 조금 다른 결과가 나왔다.
- 60세 이하의 여성들의 HRT와 심혈관계질환 간의 상관관계를 살펴보았다.
- 오히려 폐경기 시작 직후부터 바로 HRT를 사용한 경우, 심혈관계 질환이 오히려 감소하였고 혈관내 칼슘 침착도 덜 생겼다고 한다.

출처 : https://www.ncbi.nlm.nih.gov/pmc/articles/PMC2644382/#B16

약국 브랜딩 연구소

참고. 최근 연구 사례 - HRT를 시작하는 시기가 중요 하다고?

최근 연구들은, 앞 페이지의 연구처럼
고혈압을 동반하고 있거나 동반하지 않은 여성 모두에게서
호르몬 대체 요법 실시만으로 고혈압 증상을 악화시키지 않는다는 결론을 내리기도
한다.

갱년기 증상 완화를 위해 호르몬 대체 치료를 시작 한다면 고혈압 risk를 줄이기 위해
최대한 빠른 시일 내에 호르몬 치료를 시작하는 것이 좋다는 이론도 있다는 것을
알아두면 좋겠다. 또한 장기간의 호르몬제 사용은 심혈관계 질환에는 별로 도움이
되지 않는다.

하지만 현재까지 학회의 전체적 의견과 흐름은,
호르몬 대체 치료가 심혈관질환에 도움이 되지 않으며, HRT를 사용하면 혈압을
꾸준히 모니터링 하는 등의 심혈관 질환 예방을 위한 노력을 하여야 한다는 것이다.

약국 브랜딩 연구소

참고. 고혈압 발생과 연관이 적은 호르몬제는 없을까?

01 안젤릭 ▶

혈압 감소 가능
Drospirenone has been shown to lower blood pressure in hypertensive postmenopausal women when combined with 17β-estradiol

02 에비스타 ▶

갱년기 고혈압에 사용가능
Selective ER modulators, eg, raloxifene, which are agonists for the novel vasodilating estrogen receptor GPER32 could possibly be used in the treatment of postmenopausal hypertension

이 페이지에서 기술해 놓은 약물은 하나의 예시일 뿐, 사람마다 적용이 다를 수 있습니다.
출처 : 출처 : HypertensionVolume 54, Issue 1, 1 July 2009; Pages 11-18
https://doi.org/10.1161/HYPERTENSIONAHA.108.120022

 약국 브랜딩 연구소

고혈압 DRUG MUGGER

*DRUMG MUGGER란?
복용 시 영양소가 부족해질 수 있는 약물. 즉 복용하는 경우 보충해 주어야하는 영양소

- **이뇨제**

  ex. 라식스(furosemide), 다이크로짇(HCTZ), 알닥톤(spironolactone)

결핍 영양소	보충 투여량 제안 (1일 총섭취량 기준)
마그네슘	250 mg – 500 mg
칼슘	1000 mg
칼륨	100 mg
비타민 C	1000 mg
비타민 B1	320 mg
비타민 B6	10 mg – 25 mg
아연	25 mg
엽산	400 ug

출처 : 식품의약품안전평가원, 만성질환치료제의 체내 이상반응(결핍과 상호작용) 평가연구

약국 브랜딩 연구소

고혈압 DRUG MUGGER

*DRUMG MUGGER란?
복용 시 영양소가 부족해질 수 있는 약물. 즉 복용하는 경우
보충해 주어야하는 영양소

- Beta-blocker
  ex. 인데놀(propranolol), 아테놀올(atenolol), 딜라트렌(carvedilol)

결핍 영양소	보충 투여량 제안 (1일 총 섭취량 기준)
코엔자임 Q10	100 mg – 300 mg
멜라토닌	3 mg

- ACEi, ARB
  ex. 트리테이스(ramipril) 코자(Losartan) 디오반(valsartan) 아타칸(candesartan)

결핍 영양소	보충 투여량 제안 (1일 총 섭취량 기준)
아연	30 mg

출처 : 식품의약품안전평가원, 만성질환치료제의 체내 이상반응(결핍과 상호작용) 평가연구

약국 브랜딩 연구소

갱년기
현기증, 피로감

김정호 약사,
최형재 약사

약국브랜딩연구소

 약국 브랜딩 연구소

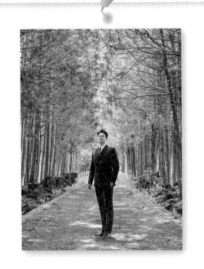

형제약사 **최형재**

100세까지 Hip한 인생을 책임지는 여러분의 형제, 형제약사입니다.

블로그: Hip한 약사 형제약사의 복약상담

형제약사 블로그

갱년기는 인생의 마침표가 아닌 100세 인생을 위한 새로운 시작입니다.

이 책을 통해 독자들이 갱년기 과정에 대해 이해하고 갱년기가 여성의 삶을 힘들게 하는 존재가 아닌 자연스러운 과정, 인생의 동반자로 받아드리는 데에 도움이 되었으면 좋겠습니다.

갱년기에서 나타날 수 있는 증상들

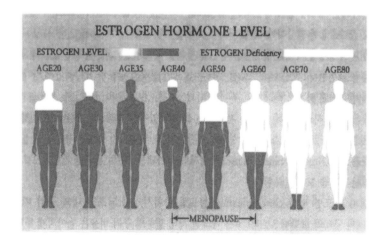

- 호르몬의 변화
- 중추신경계에 대한 작용
- 에스트로겐
- 프로게스테론
- FSH
- 인히빈 등등

*인히빈 : 난소에 분비되는 당단백질로서 뇌하수체에
작용하여 난포 자극 호르몬의 분비를 억제한다

약국 브랜딩 연구소

현기증

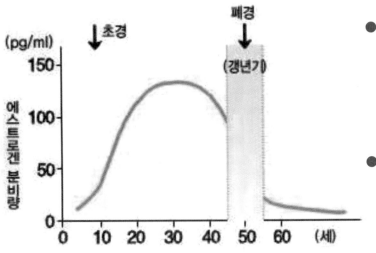

(pg/ml)

↓초경

폐경

(갱년기)

에스트로겐 분비량

150

100

50

0

0 10 20 30 40 50 60 (세)

● 현기증의 정확한 원인은 알 수 없고
에스트로겐 감소 때문으로 추측하고
있다

● 에스트로겐 감소로 인해
몸 안의 다양한 변화가 나타나
현기증이 나타날 수 있다

약국 브랜딩 연구소

현기증

- <u>뇌는 이석을 통해서 몸의 균형을 감지한다</u>
  에스트로겐의 감소로 인한 <u>뇌와 이석 사이의 관계가 약해지면서 현기증을 느낄 수</u>
  <u>있다</u>
- 몸은 음식을 포도당으로 분해하고 세포로 에너지를 제공하면서 대사가 이루어진다
  에스트로겐은 위 과정을 유지하는데 도움이 된다
  하지만 에스트로겐의 감소로 인해 <u>대사가 제대로 이루어지지 않아</u>
  <u>에너지를 얻지 못해 피로와 현기증을 느낄 수 있다</u>
- 에스트로겐 감소로 인해 심계항진이나 불규칙한 심장 박동이 발생한다
  심장 박동이 불규칙하면 <u>심장은 혈액을 몸 전체에 효과적으로 보낼 수 없고</u>
  <u>혈액은 각 기관에 산소를 공급할 수 없어서 현기증을 느낄 수 있다</u>

약국 브랜딩 연구소

현기증

- 갱년기의 일반적인 특징인 홍조, 불안 및 우울증은 숙면을 방해한다
  이로 인해 양질의 수면을 하지 못해 피로로 인한 현기증을 느낄 수 있다
  반대로 어지러움, 현기증이 숙면에도 영향을 미칠 수 있다

- 불안, 스트레스, 우울증이 공황 장애로 이어지고
  이로 인해 가슴 두근거림과 현기증을 느낄 수 있다

시기별 갱년기 호소 증상

■ 갱년기 이후에 나타나는 에스트로겐 결핍 증상

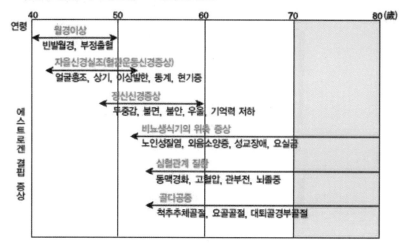

시기별 불편 증상은 다르다

1. 빈발월경, 부정출혈

2. 안면홍조, 발한, 현기증

위의 증상들은 자율신경 실조 증상과
유사한 특징이 있다

약국 브랜딩 연구소

자율신경 실조증

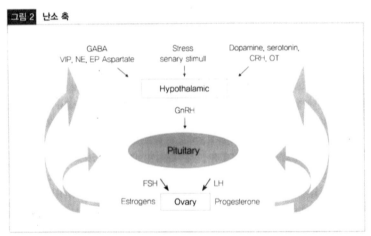

그림 2 난소 축

GABA
VIP, NE, EP Aspartate

Stress
senary stimull

Dopamine, serotonin,
CRH, OT

Hypothalamic

GnRH

Pituitary

FSH   LH

Estrogens   Ovary   Progesterone

출처: Rubinow DR, Effects of gonadal steroids on brain & behavior, Advances in Women's Mental Health: A Decade of Progress, Annual Meeting of American Psychiatric Association: 2000 May 14; Chicago, U.S.A; American Psychiatric Association: 2000

- 우리몸은 교감신경, 부교감신경이 균형을 이룬다

- '어떤 원인'에 의해 조절인자에 문제가 생길 수 있다

- 그 원인 중 하나가 난소기능저하

- 난소기능 저하로 시상하부에 과부하가 걸릴 수 있다

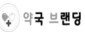 약국 브랜딩 연구소

피로감

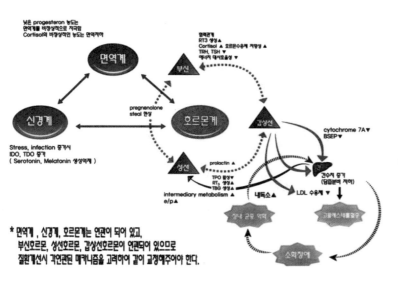

* 피로감을 호소하는 증상은 갱년기 초반에만 나타날 수도 있고 갱년기 내내 나타날 수도 있다

* 호르몬 균형에 대해서 생각해보면 부신, 성선, 갑상선 밸런스가 중요하다

* 특히, 부신에 주목해야 한다

약국 브랜딩 연구소

부신피로

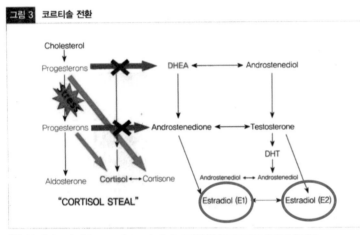

그림3 코르티솔 전환

출처 : http://naturesmedicine.com.au/wp-content/uploads/2015/08/Pregnenolone -Cortisol-Steal.jpg

- 부신피질은 콜레스테롤을 원료로 많은 호르몬을 생산한다

- 그 중 코르티솔은 항스트레스 호르몬이다

- 과도한 스트레스로 인해 코르티솔의 생산이 증가되면 다른 호르몬의 생산이 줄어든다

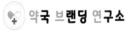

부신피로를 교정하지 않은 계속 악화

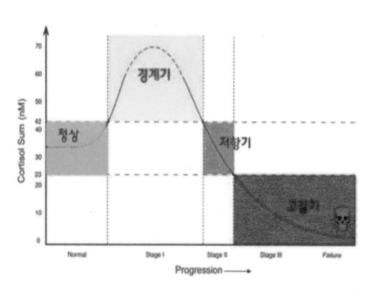

- 처음에는 코르티솔을 과량 생산하면서 스트레스에 대해 저항한다

- 코르티솔의 생산이 지속되게 되면 부신 탈진이 발생한다

- 완전 탈진상태가 되어버리면 무기력증에 빠질 수 있다

약국 브랜딩 연구소

호르몬 대체 요법 (HRT)

- 감소하는 여성 호르몬을 외부로부터 공급하는 방법

- WHI(Women's Heath Initiative) 이전에는 적극 권장

- 50~79세의 폐경 여성에 대한 무작위 대조군 연구

- 폐경 직후 여성에게 삶의 질 향상 되는 경향

- 고령의 여성에서는 차이를 보이지 않는 경우가 많다

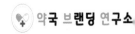

도움되는 영양소

- 비타민E 400~1,000IU

- 불포화지방산

- Bioflavonoid

- 식물성에스트로겐(Phytoestrogen)

- 아마씨

- 비타민D

 약국 브랜딩 연구소

한약 처방 신체 or 정신문제로 구분

신체증상이 심한 경우

1. 혈허 : 갱년기 장애 중 권태감이 매우 심한 경우,
   쥐가 잘 나고 어깨결림, 요부염좌, 피부건조, 두근거림, 기면, 불면
   -> 당귀작약산

2. 신허 : 피로감과 함께 신허증상, 청력 약해짐
   -> 육미, 냉증이 심할 경우에는 팔미

약국 브랜딩 연구소

한약 처방 신체 or 정신문제로 구분

정신증상이 심한 경우

1. 어혈 : 초조감, 다양한 정신신경증상, 짜증 위주로 쉽게 분노하는 경우가 많다
   월경혈에 덩어리가 많으며 설하정맥충혈, 눈 밑 다크써클 등
   -> 계지복령환

2. 간울 : 기분침체, 우울상태 위주, 기분의 변동이 심하고 때때로 짜증을 동반,
   안면홍조, 어깨결림 동반
   -> 가미소요산

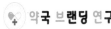

- Masakazu Terauchi
- , Dizziness in peri- and postmenopausal women is associated with anxiety: a cross-sectional study

- Oluwaseye Ayoola Ogun, Menopause and benign paroxysmal positional vertigo

- B. L. Lasley, Ovarian adrenal interactions during the menopausal transition

- https://www.tysonsgynecology.com/adrenal-fatigue-and-menopause/

약국 브랜딩 연구소

호르몬 대체 요법

이다은 약사

약국브랜딩연구소

 약국 브랜딩 연구소

호르몬 대체 요법(HRT Hormone Replacement Therapy)

- 폐경으로 인하여 인체 내에서의 생성이 부족해진 여성 호르몬을 보충 시켜주는 요법
- 얼굴이 달아오르는 혈관운동계 증상과 외음부의 건조감, 통증(비뇨생식증후군)의 효과적인 치료법이고 골다공증을 예방 및 치료할 수 있다.
- 60세 이하이거나 폐경이 발생한지 10년 이내의 갱년기 증상이 있는 환자에서 폐경 호르몬요법을 시작할 때 최대한의 효과와 안전성을 볼 수 있다.

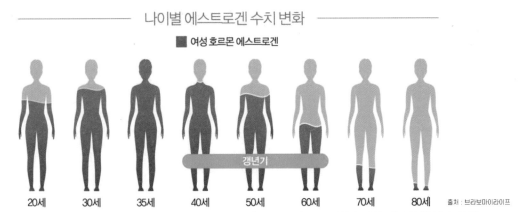

──── 나이별 에스트로겐 수치 변화 ────

■ 여성 호르몬 에스트로겐

갱년기

20세 30세 35세 40세 50세 60세 70세 80세   출처 : 브라보마이라이프

여성호르몬은 30대에 최대치에 이른다. 35세부터 감소하기 시작해 40세이후부터 급속하게 감소한다.

약국 브랜딩 연구소

호르몬 대체 요법(HRT)-치료기간

- 환자 개인의 선호도와 치료의 이익과 위험성의 상관성, 치료의 목적성에 부합하여 치료 기간이 결정된다.
- 조기난소부전(조기 폐경)이 발생한 여성 : 최소한 평균 폐경 연령인 52세까지의 치료가 권유된다.
- 메타분석결과, 60세 이전까지는 호르몬치료를 받는 군의 사망률이 낮게 나오는 만큼 60세 이전에는 적극적으로 호르몬치료를 시작하고, 유지하는 것을 권유할 수 있다.
- 60세 이후에는 개별화가 필요하며 혈관운동계 증상 등이 사라진 경우에는 호르몬치료를 중단할 수 있다.
- 2014년 북미 폐경학회는 단독요법은 7년 이상, 복합요법은 5년 이상 사용을 피할 것을 권하는 소극적인 태도를 보였다. 그러나 2017년 새로운 연구결과에서 60세 이전이나 폐경 발생 후 10년 이내의 환자군에서 치료를 권장하며 이전보다 적극적인 치료를 권장하였다.

(조기폐경 : 40세 이전에 난소기능을 상실하여 발생하는 폐경)

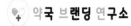

호르몬 대체 요법(HRT)-적응증과 금기증

HRT 적응증	HRT 금기증
• 에스트로겐 결핍에 의한 증상 및 신체적 변화 • 폐경과 관련된 혈관 운동증상 • 폐경과 관련된 비뇨생식계 위축증상 • 폐경이행기와 폐경 후 골감소증 및 골다공증의 예방과 치료 • 조기폐경 : 증상에 관계없이 적어도 폐경연령(52세)까지 사용	• 진단되지 않은 질 출혈 • 에스트로겐 의존성 악성종양(자궁내막암 등) • 유방암 • 활동성 색전증 • 활동성 간질환 또는 담낭질환을 앓고 있는 경우

호르몬 대체 요법(HRT)-약제의 선택

증상		선택 약제
단일적인 비뇨생식기 관련 증상 및 외음부위축증이 있는 경우	⟩	저용량 에스트로겐 질정
중등도 이상의 혈관운동증상 또는 야간 발한이 있는 경우		
+ 자궁절제술을 받은 여성	⟩	에스트로겐 단독요법
+ 자궁이 있는 여성 자궁절제술을 받았으나 다음에 해당하는 경우 (자궁내막증식증 과거력, 자궁내막이 남아 있을 여지가 있는 경우, 자궁내막암 과거력, 골다공증 고위험군, TG수치가 높은 경우 등등)	⟩	에스트로겐 +프로게스토겐 or 에스트로겐 +바제독시펜(bazedoxifene)

☞자궁이 있거나 그 조직이 남아있는 여성이 에스트로겐 단독 호르몬 대체요법을 할 경우 자궁내막이 에스트로겐에 의해 과자극 되어 자궁내막증식증, 자궁내막암 등 여러가지 문제가 나타날 수 있다. 이를 방지하기 위하여 에스트로겐과 프로게스토겐을 같이 사용한다.

☞고중성지질혈증과 같은 대사증후군이 있거나 췌장염, 지방간의 위험성이 있는 여성의 경우에서는 호르몬 제제의 감량이나 경피적 투여로의 전환 등이 적절 할 수 있다.

호르몬 대체 요법(HRT)-약제의 선택

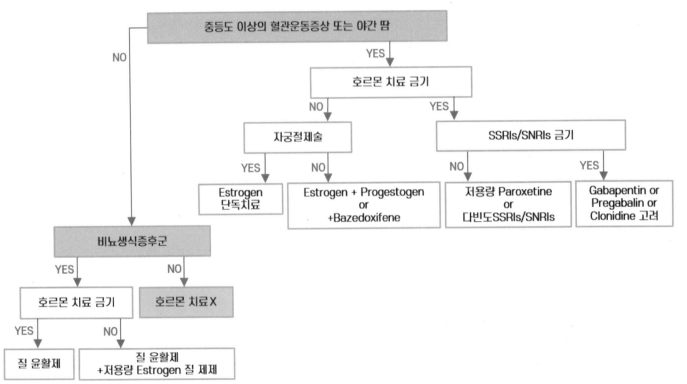

약국 브랜딩 연구소

호르몬 대체 요법(HRT)-약제의 종류

1.에스트로겐 :

1)경구용제제

Estrogen	용량(mg)	상품명
Estradiol hemihydrate	1, 2	프레다정
Estradiol valerate	1, 2	프로기노바정
Estrogen,conjugated	0.3, 0.625	프레미나정
Estropipate	0.625, 1.25	에스젠정

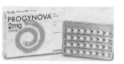

2)외용제

Estrogen	용량(mg)	상품명
Estriol	0.5	오베스틴질좌제
Estriol	Estriol 0.03, Lactobacillus acidophilus lyophilizate 50	지노프로질정
Conjugated estrogens	0.625mg/g	프레마린 질크림

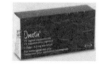
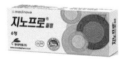
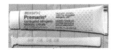

사진출처 : 약학정보원, 드럭인포

 약국 브랜딩 연구소

호르몬 대체 요법(HRT)-약제의 종류

2.프로게스토겐 경구용 : 에스트로겐의 자궁내막 증식작용을 억제하기 위해 사용한다. 연속으로 복용하는 방법과 한달에 10-14일간 주기적으로 복용하는 방법이 있다. 프로게스토겐을 주기적으로 복용 시 중단한 후 출혈이 발생한다.

Progestogen	용량(mg)	상품명
Dydrogesterone	10	듀파스톤
Medroxyprogesterone	2.5, 5, 10	프로베라정
Micronized Progesterone	100	유트로게스탄연질캡셀

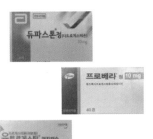

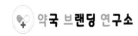

호르몬 대체 요법(HRT)-약제의 종류

3.에스트로젠+프로게스토겐 혼합제제

1)프로게스토겐이 연속으로 들어있는 제제

Estrogen(mg)	Progestogen(mg)	상품명
Estradiol hemihydrate 1	Norethisterone 0.5	에스디올하프정
Estradiol valerate 1	Norethisterone 0.5	클리오벨정
Estradiol hemihydrate 2	Norethisterone 1	크리안정
Estradiol hemihydrate 1	Dydrogesterone 5	페모스톤콘티정
Estradiol hemihydrate 1.033	Drospirenone 2	안젤릭정
Estradiol valerate 1, 2	Medroxyprogesteron 2.5, 5	인디비나1/2.5, 1/5, 2/5

→Drospirenone(안젤릭) : spironolactone의 유도체. aldosterone 길항 효과로 부종 억제하고 Androgen 길항 효과로 여드름, 식욕을 증가를 유발하지 않는다.

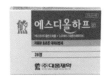 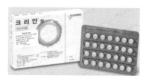 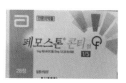 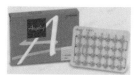 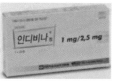

사진출처 : 약학정보원

 약국 브랜딩 연구소

호르몬 대체 요법(HRT)-약제의 종류

3.에스트로젠+프로게스토겐 혼합제제

2)프로게스토겐을 한달에 10-14일 함유한 제제

☞ 프로게스토겐이 중단되었을 때 출혈이 발생할 수 있다.

Estrogen(mg)	Progestogen(mg)	색상	상품명
Estradiol hemihydrate 1	-	흰색(14정)	페모스톤정 1/10
	Dydrogesterone 10	회색(14정)	
Estradiol hemihydrate 2	-	분홍색(14정)	페모스톤정 2/10
	Dydrogesterone 10	노란색(14정)	
Estradiol valerate 2	-	흰색(16정)	크리멘 28정
	Cyproterone acetate 1	분홍색(12정)	
Estradiol valerate 2	-	흰색(11정)	디비나정
	Medroxyprogesteron 10	담청색(10정)	

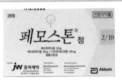
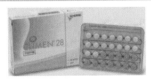

사진출처 : 약학정보원

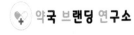

호르몬 대체 요법(HRT)-약제의 종류

4.기타

SERM(selective estrogen receptor modulators);선택적 에스트로겐 수용체조절제
　　　:조직에 따라 선택적으로 에스트로겐 효능제, 길항제 작용을 나타낸다.

1) SERM-바제독시펜(bazedoxifene);비비안트정

뼈(+)에서는 에스트로겐 효능제로 작용하고
유방 자궁(-)등 다른 조직에서는 에스트로겐 길항제로 작용한다.
폐경 후 골다공증 치료제로 단독제제 비비안트정이 있다.
이와 에스트로겐과 병용하면 에스트로겐의 자궁내막증식 작용을
억제하고 골다공증에 도움이 된다(에스트로겐 복합제제;듀아비브정).

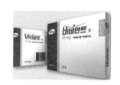

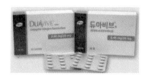

2) SERM-라록시펜(Raloxifene);에비스타정

뼈(+)에서 에스트로겐 효능제로 작용하고
유방 자궁(-)등 다른 조직에서는 에스트로겐 길항제로 작용한다.
골다공증 예방과 치료에 사용된다.
갱년기 증상 완화에는 효과가 없어 제한적으로 사용되고 있다.

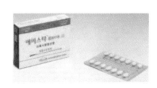

사진출처 : 약학정보원

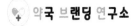

호르몬 대체 요법(HRT)-약제의 종류

Estrogen(mg)	SERM(mg)	상품명
-	Bazedoxifene 20	비비안트정
Conjugated estrogen 0.45	Bazedoxifene 20	듀아비브정
-	Raloxifene 60	에비스타정

치료약제 　　　　　작용정도	유방조직	자궁내막조직
HRT(E+P)	+++	+++
Raloxifene, Bazedoxifene	-	neutral
Raloxifene+E	-	+
Bazedoxifene+E	-	-

HRT, hormone replacement therapy; E, estrogen; P, progesterone.

약국 브랜딩 연구소

호르몬 대체 요법(HRT)-약제의 종류

4.기타 호르몬제

3)티볼론(Tibolone);리비알정 Tibolone2.5mg

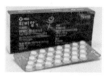

사진출처 : 약학정보원

- 합성 스테로이드로 19-nortetosterone 유도체이며 에스트로겐, 안드로겐, 프로게스토겐의 특성을 지니고 있다. 티볼론은 복용 후 간과 장에서 에스트로겐 대사물과 프로게스토젠 및 안드로겐 성질을 갖는 대사체로 전환된다.

- 에스트로겐 수용체를 통해 에스트로겐 유사 역할을 하며 효소 활성화의 변화에 의해 조직 선택성을 나타낸다.

- 유방과 자궁은 자극하지 않으면서 폐경 증상을 완화하고 폐경 후 골소실을 예방한다.

- 질 위축증 및 비뇨생식기 증상 및 질건조, 성교 불쾌증, 비뇨기증상 개선시킨다.

- 안드로겐 효과 및 성호르몬결합글로블린을 감소시켜 테스토스테론의 이용을 높이기 때문에 성욕을 증가시킨다는 장점이 있다.

약국 브랜딩 연구소

호르몬 대체 요법(HRT)-약제의 종류

4.기타 호르몬제

3)티볼론(Tibolone);리비알정 Tibolone2.5mg

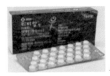

사진출처 : 약학정보원

- 열성 홍조 등 혈관운동 증상 및 비뇨생식기 위축 등의 폐경증상 완화에 효과적이다.
- 티볼론은 EPT에 비하여 유방통증, 유방촬영에서 유빙밀도 증가 및 질 출혈의 빈도가 낮다.
- 성기능 장애에 보다 효과적으로 사용할 수 있다.
- 그 외에 기분장애,수면장애, 집중장애, 피로감 등 완화에 보다 효과적으로 사용 가능하다.
- 골밀도를 증가시키며 척추골절 및 비척추골절을 감소시킨다.
- 자궁내막암과 유방암을 증가시키지는 않지만 유방암 환자에서 사용시 유방암 재발이
  증가한다.
- 정맥혈전색전증과 관상동맥질환에 영향을 주지 않는다.
- 60세 이상에서 티볼론 투여를 시작하는 경우 뇌졸중이 증가한다.
- 근육량 증가 효과가 있다.

(EPT-Estrogen Progesterone Therapy)

약국 브랜딩 연구소

호르몬 대체 요법(HRT)-호르몬 투여방법

호르몬 요법 종류	한달(30일)동안 호르몬 투여 기간
에스트로겐 단독요법	에스트로겐 투여 30일간
에스트로겐+프로게스토겐 병합요법	에스트로겐 투여 25일간 / 프로게스토겐 투여 12-14일간 / 휴약기간 5-6일
	에스트로겐투여 30일간 / 프로게스토겐 투여 12-14일간
	에스트로겐 투여 30일간 / 프로게스토겐 투여 30일간
에스트로겐+바제독시펜(듀아비브정)	에스트로겐 투여 30일간 / 바제독시펜투여 30일간

약국 브랜딩 연구소

호르몬 대체 요법(HRT)-흔한 부작용 및 우려

- 가장 흔한 부작용으로 하지경련, 유방압통, 사지통증, 수분 정체, 눈의 자극, 오심, 질 분비물의 증가가 있다.

  -질 출혈 : 주기적 병합요법을 사용할 경우 월경과 유사한 자궁출혈이 나타나는데 불편을 느끼면 지속적 호르몬 대체요법을 사용할 수 있다. 지속적 호르몬 대체요법시 시작 후 3개월 동안은 파탄성 출혈을 보일 가능성이 높으며 첫 1년간은 출혈가능성이 있으므로 안내가 필요하다. 계속적인 출혈을 호소하는 경우 주기적인 요법으로 바꾸어 1~2년간 규칙적인 출혈이 있도록 한 후 지속적 요법으로 전환할 수 있으며, 다른 제제를 선택하여 출혈을 막을 수도 있다.

- 체중증가 : 일부 여성에게서 HRT를 시작했을 때 체중증가가 나타나나 대부분에서는 나타나지 않는다.

- 유방암 : 폐경이행기에서 에스트로겐 치료가 장기적으로 혈관계 및 유방암에 어떠한 영향을 미치는지는 확실하지 않다. 때문에 HRT는 일차적으로 증상의 빈도와 심한정도에 따라 시행되어야 하며, 개인의 위험인자에 따라 증상 개선을 위한 치료법을 적용시켜야 한다.

약국 브랜딩 연구소

호르몬 대체 요법(HRT)-흔한 부작용 및 우려

- Drug mugger로 작용
  비타민 B군, 유익한 장내 세균, 마그네슘, 셀레늄, 티로신, 테스토스테론, 아연 등을 고갈시킨다.

- HRT와 주의해야할 음식
  ⚠️ 커피, 홍차, 초콜릿의 카페인의 작용과 다이어트약, 식욕억제제, 자양강제 드링크의 중추신경 흥분 작용을 더 증가시킨다. 여성호르몬제와 함께 복용할 경우 신경과민, 초조, 오심, 떨림 등 흥분작용이 더 나타날 수 있다.
  ⚠️ 자몽주스는 에스트로겐의 혈중농도를 증가시킬 수 있어 호르몬제 부작용 위험을 증가시킬 수 있다.
  ⚠️ 식물성 에스트로겐을 함유하는 생약(체이스트체리, 승마, 감초, 익모초, 쏘팔메토, 와일드얌)은 여성호르몬제와 동일한 메커니즘으로 작용하여 HRT의 작용을 방해할 수 있다.

약국 브랜딩 연구소

호르몬 대체 요법(HRT)-효과 및 영향

- **혈관운동증상**

HRT는 혈관운동증상 치료에 있어서 가장 효과적이다.

이외에도 관절통, 근육통, 우울증, 수면장애 등의 폐경증상도 HRT에 의해 개선될 수 있고, 복부지방 축적을 개선시키는데 도움이 되며, 폐경 여성 전반적인 삶의 질을 높인다. 치료 중단시에는 재발하는 경향을 보인다.

- **비뇨생식증후군** (생식기, 질 ,요도, 및 방광의 위축성 변화로 인한 증상과 질 위축증을 포함)

폐경기 비뇨생식증후군과 반복 요로감염 치료에는 국소 에스트로겐을 사용하는 것이 권고된다. 전신 호르몬 요법은 요실금 증상을 호전시키지 않으며, 요실금의 발생을 증가시킬 수 있지만 저용량 경질 에스트로겐은 반복요로감염을 예방하고, 과민성 방광, 절박뇨등의 증상을 호전시켜 배뇨증상을 향상시킨다.

폐경증상이 있는 여성이 성기능 혹은 성욕구의 문제가 있을 때 전신요법 보다는 경피 호르몬요법이 권고된다. 경질 에스트로겐은 비뇨생식위축 증상이 있는 여성에서 성기능을 향상시킨다.

티볼론은 여성의 성욕구, 성흥분등을 증가시켜 여성 성기능 장애의 치료에 효과적이다.

호르몬 대체 요법(HRT)-효과 및 영향

- ## 골다공증

HRT는 폐경과 연관된 골밀도 감소를 방지함으로써 골절 위험성을 감소시키므로 초기폐경(60세 이하 혹은 폐경 된 지 10년 이내)의 골다공증 예방 및 치료제로 적절하다. HRT를 중단하는 경우 골밀도 유지 효과는 빠르게 소실된다.

표준용량의 호르몬 치료는 골다공증이 아닌 여성에서도 둔부골, 척추골 및 비척추골의 골절을 줄여준다.

저용량 및 초저용량 에스트로겐 치료는 골절의 위험 감소효과가 밝혀진 바 없다.

조기난소부전(조기폐경) 여성이나 골감소증에서도 골소실을 방지하기 위해 폐경호르몬요법이 필요하다.

- ## 인지기능

초기 폐경여성에서 HRT를 시작하면 인지기능 감소를 예방하는 효과를 기대할 수 있다. 단, 이에 대한 근거는 부족하다. 이를 위한 치료 및 악화 예방만을 위한 목적으로 HRT시행은 권고하지 않는다.

약국 브랜딩 연구소

호르몬 대체 요법(HRT)-효과 및 영향

- ### 우울증
제한적이지만 폐경이행기 정동장애에 HRT가 긍정적인 영향을 보일 수 있다.
HRT로 우울 증상의 호전을 보인 여성에서 HRT치료 중단 시 증상 악화를 경험하기 쉽다. 우울증 치료
목적으로 HRT를 사용할 임상적 근거는 부족하다.

- ### 근감소증
근감소증은 여성호르몬의 감소와 연관이 있으며, HRT를 시행하거나 운동요법과 병행할 경우
근감소증과 그에 따른 합병증의 개선에 도움이 될 것으로 보이나 근감소증 예방 및 치료 목적으로
HRT를 시행하는 것에 근거는 부족하다.

- ### 관상동맥질환
폐경 후 10년 이내 또는 60세 미만인 건강한 초기 폐경 여성에서 호르몬 요법을 시작하면
관상동맥질환에 대한 예방효과를 기대할 수 있다. 그 효과는 치료 시작 시기와 프로게스토겐 사용
여부 또는 종류에 따라 다를 수 있다. 현재 관상동맥질환의 일차 또는 이차 예방만을 목적으로 호르몬
요법은 권장되지 않는다.

약국 브랜딩 연구소

호르몬 대체 요법(HRT)-효과 및 영향

- **뇌졸중**

HRT는 <u>60세 이상 여성에서 허혈성 뇌졸중의 위험을 증가시킨다.</u>

60세 미만 폐경여성에서 뇌졸중의 빈도는 낮으며 호르몬 치료로 인해 위험이 증가하지 않는다.

저용량 호르몬 요법이나 경피호르몬 요법은 뇌졸중의 위험에 대해 보다 안전하다.

- **정맥혈전색전증**

<u>HRT는 정맥혈전색전증을 증가시킨다.</u> 특히 HRT를 시작할 당시 연령이 많을 수록, 폐경 이후 10년 이상 경과한 경우에서 위험도가 증가한다.

정맥혈전증의 위험은 HRT 치료 시작 초기에 증가하며 이후에는 감소한다.

ET는 EPT보다 정맥혈전색전증의 위험도가 낮으며 폐경 초기 여성에게 사용시 정맥혈전색전증의 위험이 증가하지 않는다.

<u>정맥혈전색전증의 과거력이 있는 경우 경구 에스트로겐제제 사용을 금한다.</u>

경피 에스트로겐 제제는 정맥혈전색전증의 위험을 증가시키지 않으므로 사용할 수 있다. 아시아 여성에서 정맥혈전색전증 발생은 매우 낮다.

(ET-Estrogen Therapy, EPT-Estrogen Progesterone Therapy)

약국 브랜딩 연구소

호르몬 대체 요법(HRT)-효과 및 영향

- **유방암**

유방암 환자에서는 호르몬 치료가 권고 되지 않는다.

EPT는 평균 5.6년 사용 후 유방암의 위험도가 다소 증가하였으나 호르몬 요법을 처음 시작하는 여성의 경우 7년까지 유방암의 위험도가 증가하지 않았다.

ET는 7.2년 사용 후 유방암의 위험도가 감소하였으며 13.2년간 추적관찰 후 유의하게 유방암의 위험도가 감소하였다. 국내의 유방암 발생빈도 및 양상이 미국 통계와는 차이가 커서 그 결과를 국내에 그대로 적용하기에는 무리가 있다.

(ET-Estrogen Therapy, EPT-Estrogen Progesterone Therapy)

- **대장직장암**

에스트로겐 프로게스토겐 병합요법은 대장직장암의 위험도를 감소시킨다. 에스트로겐요법은 대장직장암에 영향을 미치지 않는다.

그러나 대장직장암 예방 목적으로 HRT가 추천되지 않는다.

- **폐암**

HRT는 폐암 발생을 증가시키지 않는다.

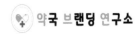

호르몬 대체 요법(HRT)-효과 및 영향

- ## 난소암

EPT는 난소암을 증가시키지 않는다. 장기간의 에스트로겐요법은 난소암을 증가시킨다는 보고가
있지만 절대적인 숫자는 5년 동안 1000명당 0.7명정도로 드물다.

(EPT-Estrogen Progesterone Therapy)

- ## 자궁내막암

자궁이 있는 여성은 자궁내막보호를 위해 에스트로겐과 프로게스토겐을 병합하여 투여해야 한다.
충분한 기간동안 충분한 용량의 프로게스토겐을 병합투여하면 자궁내막암이 증가하지 않으며 지속적
병합요법은 자궁내막암을 감소시킨다.
자궁과 양측부속기를 절제한 초기 자궁내막암 환자가 폐경증상이 있는 경우 비호르몬 치료가
효과적이지 않다면 HRT를 고려해 볼 수 있다.
3기, 4기 자궁내막암 또는 고위험자궁내막암의 경우에는 폐경증상 조절을 위해 비호르몬 요법이
추천된다.

호르몬 대체 요법(HRT)-효과 및 영향

- **담낭질환**

경구 ET 혹은 EPT는 담낭질환의 위험을 증가시킨다. 따라서 경구 호르몬요법을 하는 경우 담낭
질환의 발생여부에 대한 주의 깊은 관찰이 필요하다. 담낭 질환이 있는 경우 비경구적 호르몬요법을
사용하는 것이 추천된다.

- **편두통**

편두통과 HRT의 연관성에 대한 자료가 부족하며, 편두통 자체만으로는 호르몬 사용의 금기가
되어야할 근거는 매우 희박하다.

약국 브랜딩 연구소

참고문헌

- 권대휘, 신정호. 폐경 후 여성의 호르몬요법에 대한 최신 치료가이드라인. J Korean Med Assoc. 2019. March; 62(3):145-149
- 대한폐경학회 기획위원회. 폐경호르몬요법 치료지침. 대한폐경학회. 2019.
- 윤만수.갱년기 호르몬 치료지침. 의학강좌(continuing Education Column). 2003. p141.
- Ki-Chan An. Selective Estrogen Receptor Modulators. Asian Spine Journal 2016;10(4):787-791.
- 수지코헨. 드럭 머거. 양병찬. 2014. p402-404, 437.

약국 브랜딩 연구소

안녕하세요! 진심약사 현진입니다.

이렇게 여러 훌륭한 약사님들과 힘을 모아 『갱년기 가이드북』을 펴낼 수 있게 되어 무한한 기쁨과 감사를 느낍니다. 모두들 책의 완성도에 기여하기 위해 자세하고도 알기 쉬운 정보들을 기록해 주셨습니다.

약국브랜딩연구소(약브연)은 20년 9월 처음 시작한 신생 커뮤니티입니다. 처음 약브연을 시작할 때의 결심이 아직도 생생합니다. 약사의 개별 브랜딩을 응원하며 보건의료에 기여하겠다 마음먹고 달려왔습니다. 먼저 길을 떠난 약사가 다른 약사에게 도움을 줄 수 있는 공간 약브연은 상생의 커뮤니티입니다. 이러한 협력을 통해 국민들에게 친근한 이웃 같은 약사, 어렵지 않게 언제든 도움을 줄 수 있는 약사가 될 수 있는 공간입니다.

약브연은 개인 약사의 브랜드를 응원하는 공간입니다. 본 가이드북 책자 제작을 시작으로 약사의 다양한 콘텐츠를 기획하고 또 이 세상에 알리는 일에 앞장서겠습니다. 각각의 약사분들이 모두 저마다의 독특한 브랜드를 가질 수 있고 약국을 찾으시는 분들에게 알맞은 처방을 내릴 수 있는 재밌고도 유익한 약방을 전국 곳곳에 퍼트리는 것이 꿈입니다.

내가 잘하는 일, 내가 좋아하는 일을 마음껏 펼칠 수 있는 공간 바로 약브연입니다. 약국과 약사가 늘 시민들과 함께하는 멋진 공간 또 전문가가 될 수 있도록 힘쓰겠습니다. 궁금한 사항은 언제든 문의 주세요. 약브연의 문은 활짝 열려있습니다. 새해를 맞이하며 가정 내에 건강과 행운이 깃들기를 바랍니다. 감사합니다.

– 심현진 드림

책자 관련 문의는 하단의 이메일로 연락주세요.

twinklingtruth@naver.com

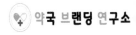

내 몸에 맞는 약으로 갱년기 고통을 퇴치하자!

과거에 비해 현대인들의 수명은 급격히 늘어났고 불치병, 난치병으로 불리던 많은 병들도 치유가 가능한 시대가 찾아왔습니다. 하지만 아직 질병과의 전쟁은 끝나지 않은 상태입니다. 크고 작은 병들은 여전히 우리를 찾아오고 있고 여기에 적절한 대응을 해야만 하는 것이지요. 다행히 우리 곁에 병과 맞서 싸워 줄 '약'이란 소중한 물질이 있기에 많은 고통을 덜어낼 수 있습니다.

세상에는 수백 수천 가지의 약이 있으나 어떤 약을 써야 할지가 문제입니다. 적절한 진료를 통하여 증상을 파악하고 알맞은 약을 처방받는 것이 질병 퇴치에 꼭 필요한 과정임은 누구나 동의할 것입니다. 그리고 그 과정을 도와줄 고마운 분들이 바로 약사입니다. 약사님들이 계시기에 우리는 병을 물리치는 데 도움이 되는 약을 처방받고 건강을 지키고 되찾을 수 있습니다.

본서는 갱년기 증상을 호소하고 있는 중년 여성들을 위해 쓰였습니다. 다양한 갱년기 증상들을 모아 각각의 증상을 치유할 수 있는 약에 관하여 상세히 기록해 놓아 누구나 어려움 없이 도움을 얻을 수 있도록 구성되어 필요한 부분에 대해 재깍 알 수 있어 매우 유익합니다.

나이가 들수록 건강은 꼭 챙겨야 할 필수 요소입니다. 갱년기를 맞이함에 따라 찾아오는 증상들은 당혹스럽고 불쾌할 수 있습니다. 안락하고 평화롭게 중년 이후를 맞이하기 위하여 이를 잘 넘기는 것이 중요합니다. 약사님들의 전문적인 손길을 통해 고비를 잘 넘길 수 있으니 다행입니다. 작가의 말씀대로 "갱년기라는 시기는 누구나 겪는 인생의 한 순간"입니다. 이 시기를 우울하게 보내지 않고 적극적으로 건강을 챙겨가며 새로운 제2의 전성기를 맞이해 봅시다.

본서를 통하여 자신에게 꼭 맞는 약을 찾고, 신체적 고통과 더불어 모든 근심 걱정 치유하길 바라 봅니다.

마지막으로 본서를 집필하신 약사님들에게 무한한 존경과 감사를 표하며, 코로나로 시끄러운 이 시국에 많은 분들에게 도움이 될 책을 내게 되어 매우 보람차고 기쁘다는 사실을 말씀드리고 싶습니다.

부디 새해 임인년 모든 국민들이 행복하길 바라며 질병 없고 걱정 없는 하루하루를 보내시길 기원드립니다.

여러분이 주인공입니다. 감사합니다.

– 권선복(도서출판 행복에너지 대표)

갱년기 가이드북 어떠셨나요?
갱년기란 인생의 대전환기입니다.

책에서 전부 다루지 못한
갱년기 프로그램을 제공하고자

<모두의 완경> 서비스를 마련했습니다.

사이트에 방문하시어

건강과 마음의 고민을 해결해 보세요.

편안한 쉼터가 되시길 바랍니다. 감사합니다.

 모두의완경

QR코드를 스캔하시면 〈모두의 완경〉 홈페이지로 이동합니다.

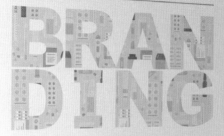

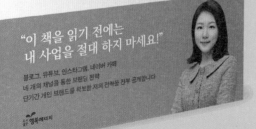

진심약사 현진의 신개념 경영 처방전

BRAN DING

한 권으로 종결하는
약국 브랜딩

심현진 지음

심현진 지음 / 304쪽 / 17,000원

브랜딩하라,
그러면 답이 보일 것이다

**4차 산업혁명 시대에 살아남기 위한 약국경영지침서
현직 약사가 전하는 약국브랜딩에 관한 모든 것!**

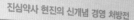

"남들과 다른 나만의 경영법은 무엇인가?"
진심약사가 말하는 약국경영 솔루션!

600명 이상의 약사 회원을 단 6개월 만에 끌어들이며 다양한 채널을 통해 많은 약사들의 멘토로 활약 중인 저자 심현진 약사는 경쟁사회 속에서 살아남는 유일한 방법은 차별화된 퍼스널 브랜딩이라고 단언한다. 경험에 기반한 퍼스널 브랜딩의 명확한 가이드라인을 제시하는 한편 약사라는 직업에 대한 깊은 고찰을 바탕으로 모두가 함께 승리자가 될 수 있는 방법을 제시하는 점이 인상적이다.

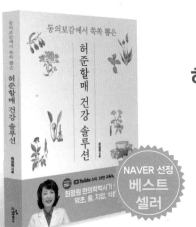

동의보감에서 쏙쏙 뽑은

허준할매 건강 솔루션

이 책은 33만 명이 넘는 구독자들에게 사랑받고 있는 유튜브 채널 〈허준할매 건강TV〉의 운영자 최정원 한의학박사의 현대인을 위한 한방 건강 솔루션이다. 동양의학의 영원한 고전인 〈동의보감〉에 기반하여 현대인들이 흔히 겪는 질병의 완화 및 개선을 돕는 한방 약재와 올바른 사용법을 읽기 편하게 다루고 있어, 나와 가족의 건강을 지키는 데에 큰 도움을 받을 수 있을 것이다.

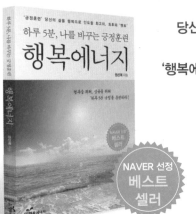

하루 5분 나를 바꾸는 긍정훈련

행복에너지

책 『하루 5분, 나를 바꾸는 긍정훈련 – 행복에너지』는 "긍정도 훈련이다"라는 발상의 전환을 통해 삶을 행복으로 이끄는 노하우를 담고 있다. 긍정적으로 세상을 보는 사람들이 삶에 대처하는 방식 그리고 저자 '도서출판 행복에너지 권선복 대표이사'가 실생활에서 경험한 구체적인 사례들을 바탕으로 이루어져 있다.

10대부터 60대 이상까지
안전한 한방다이어트

01 굶지 않고 하루 세끼 골고루 섭취하는 **당질조절식**

02 근손실, 체력손실 없도록 전담영양사가 직접 **밀착케어**

03 체질, 건강 상태를 고려한 **한방다이어트한약**

04 야식, 외식, 친구들의 모임도 가능한 **편한 식단**

05 한방슬리밍 관리로 **군살, 부종, 셀룰라이트 제거**

DE 다이트 한방병원

DE 다이트 한방병원

지금껏 이런
다이트한방병원은 없었다!

✓ 총 8개층 규모의 **대규모 한방병원 시설**

✓ 다이어트만 집중하는 **한-양방 협진 의료진**

✓ 입원실, 헬스케어라운지 등 **다이어트 특화시설**

✓ 식단 상담, 지방분해 시술 기기관리 등 **인프라 구축**

오직 다이어트 집중 진료,
다이트한방병원

더 쉽게, 더 빠르게, 더 건강하게
잘 빠지는 다이어트를 위한 **양·한방 협진**

다이트한방병원에서는
누구나 건강하게
체질개선 다이어트 할 수 있습니다!

다이트한방병원 병원장
한의학 박사 방민우

양 · 한방 협진 다이트한방병원

체질개선 다이어트를 위한
토탈 케어 시스템

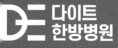

다이트
한방병원

02.6205.1075
서울 강남구 도산대로 121 YK타워 13층

진료예약/무료상담

TOTAL CARE
SYSTEM

양·한방 협진

정밀 검사	체성분 검사
	소변 검사
	혈압 검사

전담 영양사 식단관리	당질조절 식단 처방/관리

한방 진료	진맥및 체질 분석
	1:1 맞춤 처방
	한방 시술

양방 진료	체지방 분해/감소 개인 맞춤 시술
	프리미엄 기기관리

초판 1쇄 발행 2022년 3월 15일

지은이 심현진 · 고영림 · 권주희 · 김송주 · 김정호 · 김하늘 · 박진영 · 이다은
　　　　임선아 · 정유진 · 조민영 · 천라미 · 최형재 · 현수열 약사
발행인 권선복 · **편집** 권보송 · **디자인** 김소영 · **전자책** 오지영 · **마케팅** 권보송
발행처 도서출판 행복에너지
출판등록 제315-2011-000035호
주소 (157-010) 서울특별시 강서구 화곡로 232
전화 010-3267-6277 · **팩스** 0303-0799-1560
홈페이지 www.happybook.or.kr · **이메일** ksbdata@daum.net

값 22,000원
ISBN 979-11-5602-970-0 (00510)
Copyright ⓒ 심현진 외 13인, 2022

도서출판 행복에너지는 독자 여러분의 아이디어와 원고 투고를 기다립니다. 책으로 만들기를
원하는 콘텐츠가 있으신 분은 이메일이나 홈페이지를 통해 간단한 기획서와 기획 의도, 연락
처 등을 보내주십시오. 행복에너지의 문은 언제나 활짝 열려 있습니다.